医事法セミナー（新版）

第**4**版

九州医療科学大学 教授

前田　和彦・著

医療科学社

はしがき

　本書の前身である『医事法セミナー（上）・（下）』は、2冊の新書版として2000年に発刊されたが、読者の利便性と希望から現在の1冊に合本した体裁で2004年に『医事法セミナー（新版）』として発刊された。

　新書版の頃から、本書は学生等の医事法学の初学者や法学を専門としない医療従事者の方々に医事法学とは何か、問題点とは何かなどをなるべく理解しやすく、できれば一般の方々にも医事法学を身近に知ってもらえればと、なるべく新しい情報を取り入れて執筆してきたものである。

　しかし、前回『（新版）第3版』は2015年の発刊であり、すでに10年に近づく年数が経過してしまった。これは当初に掲げていた新しい情報とはならない部分が生じてしまい、いくら講義や他の執筆があったとはいえ、研究者として反省するべきものと感じていたものである。

　前回の改訂は、その中心として2012年に閣議決定した「社会保障・税一体改革大綱について」や2013年の「持続可能な社会保障制度の確立を図るための改革の推進に関する法律」の成立があり、巻末資料として掲載した。

　今回の第4版では、医師の働き方改革の実現に向けての「現行制度の下で実施可能な範囲におけるタスク・シフト／シェアの推進について」（巻末に資料1として掲載）や2024年4月から開始とされる医師についての時間外労働の上限規制の適用開始（改正労働基準法の施行）への支援となるべく2021年に公布された「良質かつ適切な医療を効率的に提供する体制の確保を推進するための医療法等の一部を改正する法律（医療法の一部改正）」の医療現場等への大きな動きがあり、それが改訂の一つの基準となっている。

　この「医師の働き方改革」や医療法の改正は多くの医療従事者の法制度に影響を与えることとなった。また、昨今の社会的変化からLGBTQをめぐる法制度にも参考資料として触れることにした。そして2023年（令和5年）12月に示され

た「令和6年度診療報酬改定の基本方針」も医療現場に大きな変革をもたらすものだが、巻末に資料2として掲載するにとどめた。

　また、法制度に目立った改正がなく、まったく変更しなかった部分もある。そして法学や医療の専門分野に携わる方には、医事法学の文章としては浅い解釈や優しすぎる表現があり、物足りなく感じる部分もあると思う。これは、もともと難解な法律の内容をなんとか多くの方々に理解していただきたいという意図であり、また、筆者の思いが先行し、内容を伝えきれていないことにもよる。ご容赦いただければ幸いである。

　さて、本書の改訂においては、多くの方々のご協力があった。まずは本書の改訂を望み、さまざまなご意見をくださった読者諸氏の存在である。そして今回の『(新版) 第4版』の改訂においては、医療科学社の斎藤聖之氏にこれまでと同様にさまざまな協力をいただいた。心からの謝意を申し上げたい。

2024年春　前田和彦

目　　次

はしがき…3

目　　次…5

第1講　最初に知っておくべき法学の基礎 ……………………9

Ⅰ　法とは何であるのか…10

Ⅱ　法の体系…11

Ⅲ　医療従事者が知っておきたい憲法の条文

　　　　　　　　——人権との関わりを中心に——…13

第2講　医事法学とは何か …………………… 17

Ⅰ　医事法学とは…18

Ⅱ　医療と法のかかわり…18

Ⅲ　これからの医事法学…21

Ⅳ　おわりに…23

第3講　医療法 ………………… 25

Ⅰ　医療法とは…26

Ⅱ　医療法におけるインフォームド・コンセント…27

Ⅲ　医療提供機関…29

Ⅳ　医療法人…31

Ⅴ　医療計画…33

Ⅵ　医療の情報提供と広告制限…34

Ⅶ　医療安全対策の推進…37

第4講　医療従事者の資格法 ………………… 39

Ⅰ　はじめに…40

Ⅱ　医師法…40

Ⅲ　歯科医師法…45

Ⅳ　薬剤師法…46

Ⅴ　他の医療従事者の法規…47

Ⅵ　おわりに…53

第5講　「感染症予防法」と予防衛生法規 ………………………………… 61
　Ⅰ　感染症の予防及び感染症の患者に対する医療に関する法律…62
　Ⅱ　予防接種法…72
　Ⅲ　感染症と患者の人権…75

第6講　医療契約——医療従事者と患者の権利関係—— ……………… 83
　Ⅰ　医療契約の概要…84
　Ⅱ　医療契約の法的性質…85
　Ⅲ　医療契約の内容…88
　Ⅳ　医療水準…91
　Ⅴ　おわりに…94

第7講　医療過誤 ………………………………………………………… 97
　Ⅰ　医療過誤とは…98
　Ⅱ　民事責任…99
　Ⅲ　刑事責任…103
　Ⅳ　おわりに…105

第8講　インフォームド・コンセントと患者の自己決定権 …………107
　Ⅰ　インフォームド・コンセントの必要性と経緯…108
　Ⅱ　従来の学説等による医師の説明義務…110
　Ⅲ　患者の自己決定権と承諾…115
　Ⅳ　インフォームド・コンセントの在り方に関する
　　　　　　　　　　　　　　　　検討会報告書について…117
　Ⅴ　おわりに…119

第9講　「精神保健福祉法」と保健衛生法規 …………………………121
　Ⅰ　精神保健及び精神障害者福祉に関する法律…122
　Ⅱ　高齢者の医療の確保に関する法律…128
　Ⅲ　地域保健法…132

第10講　社会保障制度の現状 ……………………………………………135
　Ⅰ　医療保険の改革の必要性…136

Ⅱ　健康保険法…138

Ⅲ　国民健康保険…141

Ⅳ　介護保検法…141

Ⅴ　国民年金法…146

Ⅵ　厚生年金保険法…147

Ⅶ　労働者災害補償保険法…149

Ⅷ　労働安全衛生法…150

第11講　社会福祉関係法規 ……………………………………………151

Ⅰ　社会福祉について…152

Ⅱ　生活保護法…152

Ⅲ　老人福祉法…157

Ⅳ　生きがい対策…162

Ⅴ　児童福祉法…163

Ⅵ　障害者基本法…165

Ⅶ　身体障害者福祉法…168

Ⅷ　知的障害者福祉法…169

Ⅸ　おわりに…170

第12講　環境衛生法規 …………………………………………………171

Ⅰ　食品衛生法…172

Ⅱ　墓地、埋葬等に関する法律…173

Ⅲ　水道法…174

Ⅳ　下水道法…175

Ⅴ　廃棄物の処理および清掃に関する法律…175

巻末資料 ……………………………………………………………………179

資料1　現行制度の下で実施可能な範囲における
　　　　　　　　　タスク・シフト / シェアの推進について…180

資料2　令和6年度診療報酬改定の基本方針…198

資料3　日本国憲法と基本的人権（初学者向けの口語体）…211

索　引 ……………………………………………………………………227

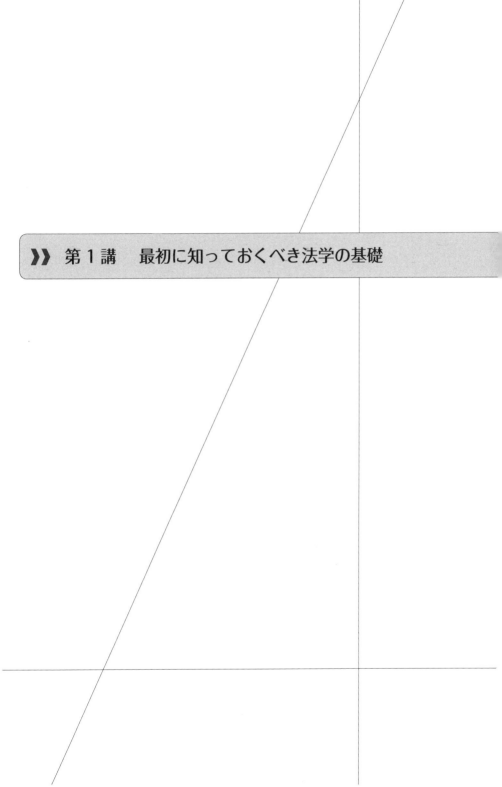

》》 第 1 講　最初に知っておくべき法学の基礎

Ⅰ　法とは何であるのか——1つの視点として

　「法とは何であり、なぜ必要なのか。」という問いは、法または法学という概念を論ずるにあたり、尽きることなく議論されてきたものである。それは哲学とも通ずる深遠さでもあり、具象化された条文に対する期待と不安のようでもあり、法を学ぶ者の前に立ちはだかってきたのである。

　そして各々具体化された法とは、化学的な事象のように万国共通の普遍性を持つものではない。国や場所によって、文化や宗教そして時代や社会的背景によって、時には一つの権力によってさえ違う制定を見る場合がある。特に近代以前には、現代に比べて宗教や権力が大きく影響してきた歴史的経緯も指摘される。したがって普遍・共通性をもった法の概念の構築など不可能ではないかともいわれる部分があるのも事実である。

　しかし、現代において国家や権力といった視点ではなく、個人つまりは「人」といった視点で見れば、一つの法のあり方、必要性が見えると考えられる。もともと人は社会や国家ありきではなく、個人または家族として最小の集団を構成し、それが集まることで社会、国家を形成していったものである。その形成過程での個人や集団の整合性としてのルールが必要となり、法の制定に至るわけである。この法というルールが集団の整合性を繰るのであれば、宗教や一定の権力が結びついたり、実権を握りたがったりすることは容易に想像できるものである。したがって現代や近代化という言葉が、個人（人）や集団の整合性や権利保護を中心とする民主主義への傾倒を示すのだとすれば、「法の必要性とは、人権を中心とした人の保護にある」ともいえる。あくまで私論であるが、これから医事法学を理解するための法の理解としては、こうした人権保護という視点から、「患者中心の医療」や「良質で適切な医療の提供」を捉えていく必要があると考える。

Ⅱ　法の体系

1　成文法と不文法

　法の形式をその成り立ちで分けた場合、大きく成文法と不文法に分かれている。成文法は、制定法とも呼ばれ、議会の議決など一定の手続きと形式にしたがって文章（条文）化されているものをいう。不文法は、文章（条文）となっていないが、法的効力を認められる以下のようなものをいう。

○不文法の種類

①慣習法：一定（永続的といえるほどに継続）の期間に渡り、社会で法たる確信が得られるほどに認められた習わし。

②判例法：裁判の判決例の集積により、法と同等の効力を認められているもの。

③条　理：成文法、慣習法、判例法もない場合、物事の道理による判断を行うこと。民事裁判に限り成立する。したがって補助的な効力にすぎないといえる。

2　成文法の種類　（①から優劣順序の上位とする）

①憲法：国の最高法規であり、基本法とされる。したがって憲法は反する法律、命令はその効力を認めないことになる。また、基本法の「基本」とは、簡単な、初歩の、といった意味ではなく、根本的な、根源的な、と解するものであり、憲法とは国家の根源的な法規という意味である。

②条約：国際間の成文法である。学問的には国内法の優劣順序に関わらないとして、憲法に優先する場合も認める条約優先説と独立国家の憲法に優先する成文法は認めるべきではないとする憲法優先説に分かれるが、現在の通説は憲法優先説であり、国連もこの解釈によっている。

③法律：内閣や国会議員からの発議があり、国会の議決と一定の手続きにより制定される。

　　　　例：○○法

④命令：行政機関より制定される。政令、府令、省令、規則等がある。

  (1) 政令は、内閣が定める。法律の実施に必要な規則や法律が委任する事項を定めている。例：○○施行令など。

  (2) 府令は、内閣総理大臣（内閣府）が発する。内閣府に係る主任の行政事務について法律若しくは政令を施行するため、又は法律若しくは政令の特別の委任に基づいて、内閣府の命令として内閣総理大臣が発する。

  (3) 省令は、各省大臣が、主任の行政事務について、法律若しくは政令を施行するため、又は法律若しくは政令の特別の委任に基づいて、それぞれその機関の命令として発する。例：○○施行規則など。

  (4) 規則は人事院、会計検査院等が定める。その所掌事務について、法律若しくは政令を実施するため、又は法律若しくは政令の特別の委任に基づいて制定する。

⑤地方自治体の条例・規則

  (1) 条例は、地方議会がその議決により定めるもの。

  (2) 規則は、地方公共団体の首長が定めるもの。

  ＊条例・規則とも①～③の国の法規には抵触しないのが原則である。しかし、その効力の及ぶ範囲の違いや、双方とも住民の選挙により選ばれた議員、首長によることから、通常は条例と規則には優劣順序はないとされる。ただし、もし抵触する場合は議会制民主国家として条例を優先すべきであろう。

3 公法と私法

①公法：一般的には、国家機関相互（国と自治体間など）や国家機関と私人（個人や民間）の関係を定める。公法関係における権利を公権という。例としては、憲法、刑法、行政法、医師法、薬事法等。

②私法：私人間の関係を定める。私法関係における権利を私権という。例としては、民法、商法等。

  公法と私法は対峙する関係であるが、学問的には公法と私法の区別の基準は必ずしも明確ではない。

Ⅲ　医療従事者が知っておきたい憲法の条文の条文
──人権との関わりを中心に──

　憲法は国の基本法であり、最高法規である。つまり、日本国憲法は、国家の中枢にかかわる規定を成し、他の法規の効力に優先されるものである。本来はすべての条文を理解すべきものだが、ここでは医療従事者として、人権との関わりを中心に最低限知っておくべき条文だけを記す（抜粋）。

第9条　日本国民は、正義と秩序を基調とする国際平和を誠実に希求し、国権の発動たる戦争と、武力による威嚇又は武力の行使は、国際紛争を解決する手段としては、永久にこれを放棄する。

2　前項の目的を達するため、陸海空軍その他の戦力は、これを保持しない。国の交戦権は、これを認めない。

第11条　国民は、すべての基本的人権の享有を妨げられない。この憲法が国民に保障する基本的人権は、侵すことのできない永久の権利として、現在及び将来の国民に与へられる。

第12条　この憲法が国民に保障する自由及び権利は、国民の不断の努力によつて、これを保持しなければならない。又、国民は、これを濫用してはならないのであつて、常に公共の福祉のためにこれを利用する責任を負ふ。

第13条　すべて国民は、個人として尊重される。生命、自由及び幸福追求に対する国民の権利については、公共の福祉に反しない限り、立法その他の国政の上で、最大の尊重を必要とする。

第14条　すべて国民は、法の下に平等であって、人種、信条、性別、社会的身分又は門地により、政治的、経済的又は社会的関係において、差別されない。

第18条　何人も、いかなる奴隷的拘束も受けない。又、犯罪に因る処罰の場合を除いては、その意に反する苦役に服させられない。

第19条　思想及び良心の自由は、これを侵してはならない。

第24条　婚姻は、両性の合意のみに基いて成立し、夫婦が同等の権利を有する

ことを基本として、相互の協力により、維持されなければならない。

2　配偶者の選択、財産権、相続、住居の選定、離婚並びに婚姻及び家族に関するその他の事項に関しては、法律は、個人の尊厳と両性の本質的平等に立脚して、制定されなければならない。

第25条　すべて国民は、健康で文化的な最低限度の生活を営む権利を有する。

2　国は、すべての生活部面について、社会福祉、社会保障及び公衆衛生の向上及び増進に努めなければならない。

第26条　すべて国民は、法律の定めるところにより、その能力に応じて、ひとしく教育を受ける権利を有する。

2　すべて国民は、法律の定めるところにより、その保護する子女に普通教育を受けさせる義務を負ふ。義務教育は、これを無償とする。

第27条　すべて国民は、勤労の権利を有し、義務を負ふ。

2　賃金、就業時間、休息その他の勤労条件に関する基準は、法律でこれを定める。

第28条　勤労者の団結する権利及び団体交渉その他の団体行動をする権利は、これを保障する。

第31条　何人も、法律の定める手続によらなければ、その生命若しくは自由を奪はれ、又はその他の刑罰を科せられない。

第33条　何人も、現行犯として逮捕される場合を除いては、権限を有する司法官憲が発し、且つ理由となつてゐる犯罪を明示する令状によらなければ、逮捕されない。

第96条　この憲法の改正は、各議院の総議員の三分の二以上の賛成で、国会が、これを発議し、国民に提案してその承認を経なければならない。この承認には、特別の国民投票又は国会の定める選挙の際行はれる投票において、その過半数の賛成を必要とする。

第97条　この憲法が日本国民に保障する基本的人権は、人類の多年にわたる自由獲得の努力の成果であつて、これらの権利は、過去幾多の試錬に堪へ、現在及び将来の国民に対し、侵すことのできない永久の権利として信託されたものである。

第98条　この憲法は、国の最高法規であつて、その条規に反する法律、命令、詔勅及び国務に関するその他の行為の全部又は一部は、その効力を有しない。

2　日本国が締結した条約及び確立された国際法規は、これを誠実に遵守することを必要とする。

＊巻末に初学者用（口語体）の「日本国憲法と基本的人権」を参考資料として掲載

❯❯ 第2講　医事法学とは何か

I　医事法学とは

　まず最初に医事法の概念について、法学部などで学んだ方には医事法という独立した法律が存在しないことは周知であろうし、それは例えば行政法という法律が存在しないのと同様である。行政法とは、行政法規一般を指していっているのであって、実際には行政事件訴訟法というような個別の法規をまとめてそう呼んでいるのである。

　医事法も同様で、これも従来は行政法規、つまり国や自治体からの規制の法規であり、民間医療とは別に免許を与え資格化された医療従事者を規制する問題であった。そして衛生行政、これが主な内容だったのである。

　近年、この分野が注目を集め、医療・保健・福祉の関連法規から生命倫理領域への法的アプローチを含めて、医事法学という新たな学問として認識されてきたといえる。

II　医療と法のかかわり

1　行政制度としての医療

　医療制度の変革としては、まず明治 7 年の医制から始まる。医制というのは医療制度全般を指すのであるが、"制" というのは制度の制であり、法とは同一ではなく行政のあり方に近い。それは例えば、日本国憲法と聖徳太子の時代の十七条憲法が同じ憲法という文言を使用していても違う意味合いを持っていたのと同様である。聖徳太子の十七条憲法というのは、役人のあり方、心得を示すのみで、つまり現代でいう行政のあり方を示す部分だけであり、人権に関する条項は入っていない。したがって、十七条憲法の "憲法" は現代の日本国憲法の意味とは違うものとしてとらえているのだ。つまり、明治時代の医制も、医事法というよりも医療制度そのものなのである。医療にかかわる行政、衛生行政をどのように行

うのか、病院という施設をどのように定めていくのか、医師をどのように教育していくのか、それから薬品についてといった規制の制度だったのである[1]。

2　医事法と医療過誤

その後、医療過誤が非常に目立つ時代に入ってくる。これが顕著になってくるのが昭和 30 年代の半ばくらいからと指摘する学者が多い。このころになると、いわゆる国民皆健康保険制度が成立する。昭和 33 年のことである。すると、国民健康保険ができたことによって自己負担が非常に少ないかたちで医療が受けられる時代になり、患者の受診人数も増えてくる。当然、事故（過誤）の件数も増えるわけである。そして医療が高度化すれば、危険を伴う治療もあり、大きな事故に結びつくことも当然考えられる。これは医療機器の発達も同様の状況をもたらした。そのような点から、医療過誤が医事法学という分野のなかに大きな位置を占めてくることになった。訴訟件数としては、2004 年（平成 16 年）の新規受付 1,110 をピークに減少を続け、2022 年（令和 4 年）は、647 件の医療過誤が新規に提訴されている[2]。そして、そのほとんどは民事事件である。刑事事件になるのは、過去にあった産婦人科医院での事件などのように、異常のない母体を傷つけるという身体への意識的な侵襲行為や重過失があった場合などである

3　医療と刑法

民事と刑事の大きな違いというのは、刑法は社会や国家に対する罪という概念となることである。したがって、刑事訴訟事件として取り上げられるのは、ある一定の範囲の個人に対して侵害を加えて、それを当該個人に賠償すべきという考え方ではなく、社会に対して迷惑をかける、社会の治安を揺るがしたという、社会に対する罪なのである。だから医療のなかで、刑事事件にかかわるというのは非常に特別な場合しかない。前述した産婦人科の事件のように医療を逸脱した行為や、簡単に防げるようなことを防げなかった場合などである。通常、一般的な注意義務をもってすれば達成できるところでミスをすること、それが重大であるときには刑事事件の対象となる場合が出てくることになる。一般的にも医師が患者を傷つけるつもりで治療を行うということはまず想像しがたい。したがって、ほとんどの医療過誤事件は民事訴訟、民法にかかわる損害賠償だと考えていいだ

ろう。

　このように刑法・刑事事件というものが、医療過誤の際にかかわることは少ないのにもかかわらず、医事法のひとつの中心であった理由は、もともとの治療行為の概念にあるのである。すなわち、法的な治療行為の概念というのが、刑法によってつくられていった背景があるからである。

　例えば、「注射の針で刺す、メスで切る、放射線を人体に照射するなど」という行為は、「無資格、医療行為としてではない、患者に同意を得ていないなど」の場合なら、これは身体に対する侵襲行為、つまり侵害にあたる。これらのすべてをクリアした時点で初めて治療行為として合法性が見出せる。ただこの合法性といういい方や条件については学説が分かれているが、ここでは総称して使っていく。もう一度繰り返すと、「治療の目的であること、そして医療準則の遵守（実施者が必要に応じた有資格者であることを含む）、患者の同意が得られていること」、少なくともそれらが充足されないと刑法上適法な治療行為とはみられない。こうして刑法は医療のなかで、医療過誤もそうであるが、治療行為が何であるかという概念をつくり出すときにひとつの大きな柱になっているのである。つまり、刑法からみても合法であることが認められて、初めて医療行為が法のなかで認められる存在となる。

　このように、初期の時代においても現在でも、多少学説の争いがないわけでもないが、刑法上でも医療行為は問題がないものであると認められている。

　近年、臓器移植が話題となることも多いが、いわゆる「臓器移植法」の条文に則って実施するかぎりは問題はないといえる。

　では、生体間の移植、例えば親から子どもへの移植のような場合はどうだろうか。これは、移植を受ける子どもの場合は医療行為になる。しかし、提供する側の親にとっては治療ではないにもかかわらず、体にメスをあて臓器をとるわけである。これを合法と認める理由というのは、侵襲行為とそれに対する提供者の安全性と同意、患者の受ける利益の大きさに鑑み、違法性が阻却されることからである[3]。

　だからこそ民事訴訟としての医療過誤がほとんどであっても、刑法の概念というのは医療過誤においても医療そのものにおいても大きな柱になり、医事法学のなかに刑法は絶対にはずせない法規として入ってくるわけである。医療という名

前が全くつかず、条文にもほぼ見当たらないにもかかわらず、刑法は医事法のなかに中心的に存在するのである。

Ⅲ　これからの医事法学

1　患者中心の医療

　これからの医事法学は従来の概念を充実し、拡大していかなければならない。単に広げるというだけではなく、そこで行われてきたことがさらに細かくなったり深くなったりするかたちで現在の医事法学はできている。したがって、医師や法学者だけではなく、医療従事者全般であり、医に関する法規全体、その周辺の社会学、心理学、倫理学、哲学などを含めたかたちで医事法学というものを考えざるを得ない時期になっている。つまり臓器移植を行うにしても、医療従事者のみでは決められない。それが法的・倫理的に妥当なのかということ自体を医療の概念として考えざるを得なくなる。そのような点から現在の医事法学は当初、明治時代に医療行政とほぼ同一だと思われた内容から、多様な拡大充実を図られてきている。かなり大きな（広範囲な）学問になってしまった感は否めないが、ある意味ではどのような分野の人でもかかわり、理解していくことが可能な分野でもある。

　そして次に、患者、医師、コ・メディカルの連携ということが出てくるのだが、ここに患者中心の医療であるとか、患者の人権（特に自己決定権）、そしてコ・メディカルの資格・業務の改革という内容も含まれている。つまり、従来であれば医師の診断に対して患者が「こうしてほしい」、または「私の同意を得るべきである」ということは当然のかたちにはなっていなかった。"お医者様"という時代が非常に長かったのである。ところが国民皆健康保険制度ができたことから大きな転機が訪れた。それは医療保険ができて国民全体がある程度の自己負担で医療を受けられるようになると、"お医者様"あるいは医療が身近なものとなり、患者側からの意思表示がしやすくなったということである。当然、医療に関する事故にも黙ることなく医療過誤訴訟が増える結果をももたらした（2004 年の

1110件をピークにその後減少したことは前述した）[4]。

2　医療従事者の資格と業務拡大

　さらに、医療従事者の資格と業務の見直しということが近年の医事法のなかで問題化してきた。それは、これまで医療行為や情報は医師がコ・メディカルに指示し、そこから患者に伝わるという一方向の流れだけだったのが、今はその逆の流れができない状態ではなく、または、そうあってはならないとされているからである。患者からコ・メディカルに自らの治療に関するなんらかの意思が伝達され、コ・メディカルが気づいたことを正当な業務内容として医師に伝えていくことは必要なことだと考えられている時代に入ってきている。それを立法化することによって、今度は医療従事者、コ・メディカルの資格と業務の見直しが図られることになるのである。しかし、今はその過渡期なのであり、やはりコ・メディカルはあくまでコ・メディカルであり、医師に一切何もいうべきではないという判断がされてしまえば、資格などの法規の見直しはなくなりかねない。したがって、医師の業務範囲を侵襲することにおいてコ・メディカルの資格制度が拡大するというやり方は、大変難しい。患者中心の医療として、患者を中心にすえた場合に、今のままでは適切な医療のサポートをコ・メディカルが資格上できないというならば業務拡大するべきであり、資格を見直すべきである。そのことが何もなく、いきなり業務拡大や地位の格上げを目指すのは現実的でない。

　法というものは、個人や一定の集団のためではなく、そこにかかわる人の全体論としてつくられる。医療にかかわるならば、医療そして患者というものに直接なり間接にかかわり、その向上がみられるということがないかぎり、法として、または医事法として変える必要性がないのである。したがって、現在はコ・メディカルが患者をサポートする立場として医師と同等、またはそれに準ずるかたちで行われていくことができていること、またはそれに対する教育機関として、医師と同等ではなくても、それに準ずる程度の教育制度が整い、または卒後の研修制度（平成16年から医師は卒後2年、平成18年から歯科医師は1年の臨床研修が義務づけられるようになった）が充実してくるならば資格や業務の見直しは可能なのである。なぜならば、それは医療全体、そして患者中心の医療としての見直しだからである。

　コ・メディカル自体の業務拡大であるとか、待遇の改善というだけでは一般の労働争議とあまり変わらなくなる。だからこそ、前述してきたような流れのなかであれば、資格に関する法規の見直しはされていくことになる。そうなれば、患者、医師、コ・メディカルの連携というのを当然とし、医療倫理的なかたちもコ・メディカルが理解し実践するということになってこなければ法規の改正にまでは至らないということである。医療従事者の法規は労働者としての一般的な法規とまったく同じというわけではない。もともと公法、行政側が国民の医療・衛生を守るため、またはその保証とするために資格を与えたものであるから、それを見誤ると、自分たちが勉強して国家試験を受けて合格したから取得したのだというような意識だけになってしまい、これは法規の改正には至らない。なぜならば医療従事者の免許制度とは、国民医療のための資格制度だからである。そこに必要性があるということになれば、法規は変えなければならないことになる。

Ⅳ　おわりに

　資格制度の拡大充実の前提として、医師、患者、コ・メディカルがまったく同等という考え方は、現時点では難しい部分もある。しかし、ひとつの治療、ひとりの患者の医療というものに向かってコミュニケーションをとるなり連携をしていくことは、これからの医事法のひとつの柱になるものと考えられ、そのためには治療法の研究や技術だけではなく、倫理や人権というものを医療の現場の人間が認識し、またはそれが医事法関連の法規のなかで条文化されていったり、法として常識となってくることが増えてくるはずである。そのなかに乗り遅れないためには、もし業務や身分の変革を求める業種であれば、以上の点を認識すべきことは当然のことである。ただし、患者の安全が前提であり、人権の重視とともに患者にとって良質かつ必要な医療のための資格法改正でなければならない。自らの業務の拡大のみに執着した法改正は、法の精神に照らしても現に慎まなければならない行為であることは自明である。

註

1）財団法人厚生問題研究会・厚生省五十年史［記述編］（1988 年）126 頁。

2）裁判所（最高裁判所　医事関係訴訟委員会の資料）HP より

3）前田和彦・医事法講義［新編第 5 版］信山社（2023 年）281 頁。

4）前田・前掲書 270 頁。

》》 第3講　医　療　法

I　医療法とは

　医療法とは、医療提供の理念というものを明らかにするためにつくられた法規であるが、具体的には医療提供施設、必要な医療専門職等の定義づけである。そして、そこにかかわる医療従事者の人員の配置、管理体制というものを規制し明確にする法規であった。これは医療の憲法ともいうべき医事法学の基本法といえる。したがって目的としては、その医療提供の質の向上が中心になる。そしてさらにリハビリテーションなどの処置後のフォローや、医師以外の医療従事者のかかわりというのがこれからの目的のなかに入ってくる。それは、インフォームド・コンセントを定義づけするときに、医師だけではなくて、看護師やその他医療従事者というように従事者全体として取り上げたことからもわかる。そしてこれまでも適時改正しながら医療提供の質を向上させるようにしてきたものである。

　近年では、2021 年通常国会において医療提供体制改革を目指す「良質かつ適切な医療を効率的に提供する体制の確保を推進するための医療法等の一部を改正する法律」（以下、医療提供体制確保法とする）が成立した。この改正においては、医師の長時間勤務を制限する「医師の働き方改革」、新型コロナウイルスの感染拡大を受けて医療計画に新興感染症への対応を位置付ける改正が盛り込まれた。そして医師の働き方改革の一環として医師の長時間労働を改善するため、医師の業務範囲の一部を他の医療職へ移管する「タスクシフト」、医療法、医師法、感染症法等の改正も含まれている。

　特に医師の働き方については 2024 年 4 月から改革がスタートすることになり、医療提供体制確保法から長時間労働の医師の「労働時間短縮等に関する指針」（厚生労働省告示第 7 号）がだされ、主に医療法の改正として、次のようなものになる（2022 年 12 月施行分まで）。

a. 厚生労働大臣は、医師の労働が医師が良質かつ適切な医療を行うことができるよう、当分の間において国及び都道府県並びに病院又は診療所の管理者その他の関係者が適切に対処するために必要な指針を定め、これを公表する［医療法第 105 条］。

b. 厚生労働大臣は、a の評価のため医療機関勤務環境評価センターとして指定することができる［医療法第107条］。その業務等については医療法第108条以下に規定されている。

Ⅱ　医療法におけるインフォームド・コンセント

1　努力規定としてのインフォームド・コンセント

　1997年（平成9年）の「医療法の一部改正」[1]でインフォームド・コンセントの考え方が条文に含まれた。ところが、インフォームド・コンセントの定義は、よく新聞などであまりにも簡略化して「十分な説明における同意」と述べられ、そのような知識だけで終わってしまう人も多い。しかし、問題はその"十分な"というのは一体何なのかということなのである。つまり主体になっているのが患者なのか医療従事者側なのか、または医師だけなのか医療従事者全体なのか、あるいは、説明というものには一体何が含まれるのか、そういったことを知って初めて現場で生きるわけである。つまりは一般向けにひとつのタイトルとして提供しているだけであって、医療従事者が理解するのはその中身でなければならない。

　そして最も重要なのは、インフォームド・コンセントとは、説明を行うことで終わりではなく、患者側が自己決定を行える理解を得ることにより完結するという認識である。

　その根拠となる条文とされる医療法［第1条の4第2項］自体としては、インフォームド・コンセントという言葉は出てはこない。しかし、厚生労働省の解説や説明などを聞くと、もちろんインフォームド・コンセントという意味で条文はつくられている。実際の条文には、患者に対して医療従事者は十分な説明をして理解を得るように努めなければならないという内容が記されている。この"努めなければならない"ということは努力規定であり、義務ではないのである。これを義務化してしまうと、現在はほとんどが保険診療で行われていることから、インフォームド・コンセントに対しての保険点数はどうなるのかという問題が出てくる。歯科の診療でも医科の診療でも、どの程度の治療に対してはこの点数とい

うのがあり、大手術とちょっと薬を塗ったくらいでは同じ点数ではない。そうすると、インフォームド・コンセントの点数を一律にするのか、またはその疾病なり、けがに対しての大きさというか、対象に対してどの程度の説明をしなければならないというような規準を決めていくのが大変難しく、さらにその保険点数が医療行為を行うごとに発生することを考えれば、保険医療に支えきれない重圧をかけてしまうことも大きな問題となり、その意味でも義務化を困難にしているものといえる。

2 医療現場としてのインフォームド・コンセント

インフォームド・コンセントについて、医師ならば医師免許の取得に際して事由の説明能力を問われているわけではない。これは医学部なら医学部の学校教育のなかで、説明能力を向上させる課目があるのかという問題である。それがあれば国家試験の範囲に入る。国家試験に入れば業務範囲に含まれる。そのような順番である。これを法律化しようとするなら、教育現場で行い、それにおいて国家試験の枠に入り、その枠のなかで資格化されたから業務でできるだろうという話になるのが通常のパターンなのである。

私論としては、できれば義務であればよかったと考える。なぜならば、この法規ができる前は（1990年代前半）、医療現場で実際に診療にタッチしている医師でもコ・メディカルでもそうなのだが、患者に対する説明とか、同意ということは当然行われるべきだという気運が高まっていたからである。それがやりたくてもできないという現場の状況を除けば、行うべきであるとは多くの人が考えている段階だったからだ。

ということは、先進的に研究している人や意識を高く持っている人のなかでは「やるべきだ」になっていたのである。ところが、「努力です」と言われてしまえば、「やれるのであればやってください」とトーンダウンしてしまう。それが果たして今まで盛り上がったものに水を差さないかという危惧があった。今のところはやはり行うべきであるというところに向かっている。確かに法として裁判で裁かれるときには、義務ではないということになるが、それを現場で言う必要はない。

例えば、予防接種も1994年（平成6年）を境目にして、「接種しなければなら

ない」から、「接種するように努めなければならない」に変わった[2]。これは、当該疾病の減少や予防接種による被害者の救済制度などの問題もあり、義務とするのは難しくなったからである。つまり医事法をめぐる社会が変わったのである。医事法学は社会とともに動いている。社会があり医療があって、そこに法規が伴うのである。法をつくってから社会を変えるわけではない。そのような点では医療法の改善は当然だったのである。

Ⅲ 医療提供機関

1 病院と診療所

　一般的に医療を提供している施設は病院と呼ばれる。しかし、その機能、形態によって法的には名称が違っている。後述する地域医療支援病院や特定機能病院は規模が大きいことから理解されやすいが、街中に多く見られる○○医院や○○クリニックは医療法においては病院とは呼ばれないといえば一般の方は驚く。その違いは何か説明する。

　病院とは、医師または歯科医師が、公衆（誰でも）または特定多数人（病院が特定の会社等の従業員の診療のみを請け負う場合など）のため医業または歯科医業を行う場所であり、20人以上の患者を入院させるための施設を有するものである。

　診療所とは、基本定義は病院とあまり変わらないが、患者を入院させるための施設を持たない無床診療所（歯科医院などに多い）と19人以下の患者を入院させるための施設を有する有床診療所に分かれている。したがって、ただ19人以下ではなく、0か19人以下と理解しなければならない。

　そして○○医院や○○クリニックという名称を使用する医療機関は、まず病院ではなく法的には診療所ということになる。

　なお、第5次医療法改正において、診療所の療養病床以外を一般病床に含むことになり、その一般病床に入院する患者を48時間を超えて入院させないよう努める診療所の管理者の努力規定を廃止するとともに入院患者の病状急変時にも適

切な医療提供ができるよう、その診療所の医師が速やかに診療を行える体制を確保し、他の病院または診療所との連携を密に確保する義務を診療所の管理者に新たに定めた。

2 地域医療支援病院

　地域医療支援病院というのは、従来の総合病院という名称をなくし、病院の規模としての大型病院ではなく、地域医療の向上につながる病院をつくっていくという考えから出てきたのである。この流れは実は福祉とともに連携する。つまり、現在医療も福祉も、国や都道府県ではなくて市町村単位に実施されており、したがって、常に地域の医療、地域の福祉を目指す時代に変わっているのである。もちろん、国の財政が逼迫してきたから自治体に押しつけているとか、個人負担を増やしているだけだと、厳しい見方をする人もいる。

　こうして、地域医療の大きな柱として地域医療支援病院がつくられていったのである。その役目としては、当該医療機関に従事しない医療従事者の診療・研究・研修の受け入れを行うことがある。つまり、自分の受け持っている患者を他の病院に紹介した場合に紹介先の病院に出かけていって診療するということはよほどの関係がないかぎり難しかったことが、地域医療支援病院では、地域の、例えば診療所や小さな個人病院などが医療機器やスタッフを借り受けることができる。あるいは患者だけ行ってもらい、その情報は持ち帰り、そして残りのフォローは地域で行うことが可能となる。ということは、入院した場合など安静で動かせないというのであれば大きな病院から出てこられないけれども、ある程度の通院であるとかそれほど重くない状態で入院生活が送れるならば地域の病院に移っていくことができるのである。そして救急医療提供が義務付けられているのも地域医療の中核病院たる所以といえる。

3 特定機能病院

　高度医療を多くの国民に提供することを目的として厚生労働大臣の承認により設置されたのが特定機能病院である（2022年12月1日現在、88施設）。従来、大学病院等を中心とした高度医療はかかわりのある医師の紹介でもなければなかなか受けることが難しかった。したがって、質の高い医療を国民全体に提供する

ために、高度医療を提供できる医療機関が積極的に患者を受け入れる体制が必要
となったからである。

　特定機能病院は、現行承認されている16診療科（参考：内科、外科、精神科、
小児科、皮膚科、泌尿器科、産科、婦人科、眼科、耳鼻いんこう科、放射線科、
脳神経外科、整形外科、歯科、麻酔科、救急科）すべてを有し、400床以上の患
者を入院させられる施設を持つ、そして来院患者の紹介率が50％以上で逆紹介
率40％以上であることを条件としている。したがって紹介状を持たない初診患
者の受診に追加料金が請求されるのはこのためである。また医師や看護師等の医
療従事者の患者に対する員数も一般病院より多く（医師は通常の2倍程度とな
る）、専任の安全管理者の配置が義務付けられている。その点でも質の高い医療
の提供となっている。

　なお救急医療の提供は、地域医療支援病院には義務付けられているが、特定機
能病院には提供の義務はない（義務ではないが、現状として一定数の救急搬送患
者の受入れは行われている）。よく混同されるところである。

4　臨床研究中核病院

　病院であって、臨床研究の実施の中核的な役割を担うことに関し、特定臨床研
究に関する計画を立案して実施する能力を有する等の臨床研究実施の中核的な役
割要件に該当するものとして、厚生労働大臣の承認を得られたときは、臨床研究
中核病院と称することができることとなった［医療法第4条の3］。

　そして国際水準（ICH-GCP準拠）の臨床研究や医師主導治験の中心的役割を
担う臨床研究中核病院は、2023年4月現在、国立がん研究センター中央病院、九
州大学病院、慶応義塾大学病院、岡山大学病院、長崎大学病院等、15施設となっ
ている。

Ⅳ　医療法人

　医療法人というのは、戦後、新憲法下で「国民医療法」から今の「医療法」に
変わっていく過程で生み出された。なぜこの医療法人が考えられたかといえば、

いわゆる法人格を与えて税の優遇措置を行おうと考えたのである。というのも、戦後、薬も人員もないという時期に医療施設を安定させ、そして国民の衛生健康を保持するという目的があったからである[3]。医療機関のほうが先に倒れてしまうと元も子もなくなることから、それを保護するために、3 人以上の医師が常勤する医療施設であれば法人格を認めるとしたのである。その後、昭和 60 年と 61 年の改正[4]で 1 人医療法人などをつくった。つまり常勤の医師が 1 人であっても法人格を認めるようになったのである。これは、当時すでに医療施設が破綻するという戦後のような状況は脱しており、どちらかというと大きな病院に個人病院が呑まれるという状況が起こり始めた時期であったことから、個人病院を守るという目的があったのだろうといわれている。

　そして平成 9 年の法改正では、今度は老人居宅介護事業などを医療法人の業務に追加し、高齢社会へ向けての医療法人のかたちをつくった。

　したがって、法人の取り扱いについては、戦後から社会のあり方に対応するようなかたち、つまり病院の経営だけではなくて国民医療や健康の維持について必要な範囲ということで担われていた部分もあった。しかし、現在この医療法人のかたちが一種の優遇税制などの問題もからみ、果たして適切かどうかという問題を抱えているのは周知のことであろう。もともと医療法人は「医療を守り、国民の健康衛生を安定させる」という目的から始まった。

　そして第 5 次医療法改正に伴い、平成 19（2007）年 4 月より医療法人制度改革が実施された。4 月以降新たに認可される法人は、新設された社会医療法人（小児医療等、公益性の高い医療）と基金拠出型医療法人（医療法人の非営利性を徹底する意味の出資額限度法人）の 2 種類となった。この改正により医療法人の非営利性の性格が明確にされ，医療法人解散時の残余財産の帰属すべきものを国や自治体や他の医療法人などに限定し、医療法人の非営利性を厳格に位置づけることとなった。

V　医療計画

　医療計画というのは、通常、都道府県が作成する医療計画をいうのであって、病院の業務計画ということではない。これは、多くの都道府県において病院の施設が不足していた時代を背景として、各都道府県で医療計画として行い、医療の充実を図ることを目的としていた。それは、公衆衛生事業、社会福祉事業との連携というかたちを持つ、いわゆる行政サイドの問題としての医療計画であり、決して個々の病院サイドの問題ではないということを理解しておいていただきたい。

　ここで、一例としてベッドの種別変更について触れておく。このベッドの種別変更というのは、一般病棟から精神病棟に変更するという場合の種別であり、これは民間ではなく自治体の行う医療行政である。医療法自体が公法であり、個々の病院の業務とか経営の問題だけを規制している法律ではないからである。いわゆる国民、または地域にかかる医療行政としての根幹となる。したがって、医療法が命じているもの、または規制しているものは、病院経営自体を安定させるということを直接の目的にするものではない。それが国民医療の安定に結びつくときだけに規制が行われる。ただ前述の医療法人にもあったように、多少は病院を守るために改正したり、医師会などの動きがあっただろうことは推測される。法律というものが法の概念だけで動いているわけではなく、政治的・行政的な意図が入ってくることが多々あるのは仕方がないが、国民に対して適切な医療形態で動いているかどうかが問題である。

　さて、第5次医療法改正においても医療計画は大きく見直された。

　最大の改正点は、従来の医療計画制度、即ち、急性期病院、亜急性期病院、慢性期病院、診療所、在宅といった病院の規模や患者の受療行動による流れを見直し、地域内で医療が完結できる、いわゆるクリティカルパス（良質な医療を効率的、かつ安全、適正に提供する為に開発された診療計画表）のシステム構築、即ち、地域連携パス（急性期病院から回復期病院を経て早期に自宅に帰れるような診療計画を作成し、治療を受ける全ての医療機関で共有する表）等を通じ医療機

能の分化・連携を推進することで、患者に転院・退院後も考慮した切れ目のない医療を提供し、早期に在宅生活へ復帰できるようにすることである。もうひとつは、医療計画と連動する医療連携体制の構築として、疾患別に次の 9 つの対策が示されている。

①脳卒中対策、②がん対策、③急性心筋梗塞対策、④糖尿病対策、⑤小児救急医療対策、⑥救急対策、⑦災害対策、⑧周産期対策、⑨へき地医療対策

そして近年の医療計画としては、2021 年の医療法改正により「新興感染症発生・まん延時における医療」が追加され、2022 年には感染症法改正により、平時に都道府県と医療機関がその機能・役割に応じた協定（病床、発熱外来、自宅療養者等への医療の提供、後方支援、人材派遣）を締結する仕組み等が法定化された（2024 年 4 月施行）。

また、新型コロナウイルス感染症対応の教訓から、まずは平時から地域における役割分担を踏まえた感染症医療及び通常医療の提供体制の確保を図ることとなっている。

Ⅵ　医療の情報提供と広告制限

1　医療の情報提供

第 5 次医療法改正において、医療情報提供を医療機関から必要な一定情報を都道府県に一律に集約し、患者が適切に医療機関を選択できるよう医療機関に情報の報告を義務付けた。

そして都道府県が、報告のあった内容を比較可能なように整理し、インターネットなど住民が利用しやすい形で公表する仕組み（都道府県を通じた医療情報の提供制度）を創設することとなった。また、薬事法の改正において、薬局にも同様の制度を設けることとした。

また、患者による適切な医療機関の選択を確保するため、情報の理解に対する

細やかな支援を行う必要がある。このことから、都道府県の医療安全支援センターを医療法に位置づけ、患者からの相談への対応や患者・医療機関への助言等の機能を明確化するとともに、医療機関において患者からの相談に適切に応じる努力義務も定めている[5]。

2　医療の広告制限の見直し

　これが法改正により大きく変わった。これまでの医療法での告示というのは、一つひとつの事項を個別に列挙してきた。「これとこれとは広告していい、それ以外は駄目」というものであった。そういった個別の解釈から、全体的な解釈へと変わり、これを包括規定方式という。

　法学では列挙主義と包括主義という文言により、要は列挙主義というのは条文に並べたものだけに対象を限るものである。その効力は「列挙されたものだけにかかる」というのが列挙式となる。つまりこれまでの広告制限の解釈であり、書かれて列挙されているものだけ広告していいというものである。それが包括主義に変わる。包括規定方式とは、「○○に関する事項」という場合、その事項に当てはまるものなら、どれでも広告していいというように、個別ではなくて、その解釈に含まれるものであれば全部広告していいということになる。要するに広告可能な内容が相当程度拡大するわけである。

　また、2008年4月より、患者や住民自身が自分の病状等に合った適切な医療機関の選択を行うことを支援する観点から、広告可能な診療科名の改正が行われた。具体的な診療科名については、これまでは医療法施行令に具体的名称を限定列挙して規定していたところであるが、この方式を改め、身体の部位や患者の疾患等、一定の性質を有する名称を診療科名とする柔軟な方式に改められた。

　そして今回の改正により、
①「内科」「外科」は、単独で診療科名として広告することが可能であるとともに、
②従来、診療科名として認められなかった事項である

　　a　身体や臓器の名称

　　b　患者の年齢、性別等の特性

　　c　診療方法の名称

　　d　患者の症状、疾患の名称

についても、施行令第 3 条の 2 第 1 項ハに規定する事項に限り「内科」「外科」と組み合わせることによって、新しい診療科名として広告することが可能である。

　2023 年現在、医業は次に掲げるとおりとなっている（施行令第 3 条の 2）。

　イ　内科

　ロ　外科

　ハ　内科又は外科と次に定める事項とを厚生労働省令で定めるところにより組み合わせた名称（医学的知見及び社会通念に照らし不合理な組み合わせとなるものとして厚生労働省令で定めるものを除く。）

（1）頭頸部、胸部、腹部、呼吸器、消化器、循環器、気管食道、肛門、血管、心臓　血管、腎臓、脳神経、神経、血液、乳腺、内分泌若しくは代謝又はこれらを構成する人体の部位、器官、臓器若しくは組織若しくはこれら人体の器官、臓器若しくは組織の果たす機能の一部であって、厚生労働省令で定めるもの

（2）男性、女性、小児若しくは老人又は患者の性別若しくは年齢を示す名称であって、これらに類するものとして厚生労働省令で定めるもの

（3）整形、形成、美容、心療、薬物療法、透析、移植、光学医療、生殖医療若しくは疼痛緩和又はこれらの分野に属する医学的処置のうち、医学的知見及び社会通念に照らし特定の領域を表す用語として厚生労働省令で定めるもの

（4）感染症、腫瘍、糖尿病若しくはアレルギー疾患又はこれらの疾病若しくは病態に分類される特定の疾病リウマチ科、小児科、皮膚科、泌尿器科、産婦人科、眼科、耳鼻いんこう科、リハビリテーション科、放射線科、病理診断科、臨床検査科又は救急科若しくは病態であって、厚生労働省令で定めるものの経緯

二　イからハまでに掲げる診療科名のほか、次に掲げるもの（1）精神科、アレルギー科、リウマチ科、小児科、皮膚科、泌尿器科、産婦人科、眼科、耳鼻いんこう科、リハビリテーション科、放射線科、病理診断科、臨床検査科又は救急科（2）（1）に掲げる診療科名とハ（1）から（4）までに定める事項とを厚生労働省で定めるところにより組み合わせた名称（医学的知見及び社会通念に照らし不合

※「産婦人科」については、「産科」または「婦人科」と代替することが可能。

※※「放射線科」については、「放射線治療科」または「放射線診断科」と代替することが可能。

理な組み合わせとなるものとして厚生労働省で定めるものを除く。）なお、2008年4月1日以降、広告することが認められない診療科名は、次の9つである。
　①神経科、②呼吸器科、③消化器科、④胃腸科、⑤循環器科、⑥皮膚泌尿器科、⑦性病科、⑧肛門科、⑨気管食道科

3.　助産所の広告制限と嘱託医師

　助産師の業務に関する広告の制限も、医業、歯科医業と同様の制限が置かれることになった。分娩を取り扱う助産所の開設者は、分娩時等の異常に対応するため、医療法第19条の規定に基づき、病院又は診療所において産科又は産婦人科を担当する医師を嘱託医師として定めておかなければならない［医療法施行規則15条の2第1項］。この対応が困難な場合は、嘱託医師を診療科名中に産科又は産婦人科及び小児科を有し、かつ、新生児への診療を行うことができる病院又は診療所（患者を入院させるための施設を有するものに限る。）を嘱託する病院又は診療所として定めておかなければならない［医療法施行規則15条の2第3項］。

Ⅶ　医療安全対策の推進

　法改正により、国、都道府県、保健所を設置する特別区は医療の安全に関する情報提供や研修を行うよう努めなければならず、医療機関の管理者も同様の努めを帯び、都道府県、保健所を設置する特別区は医療の安全の確保に関する事務を行うため、「医療安全支援センター」を設けるよう努めなければならなくなった。

註
1）平成9年12月17日法律第125号。
2）平成6年6月29日法律第51号。
3）前田和彦・医事法講義［全訂第8版］信山社（2008年）40頁。
4）昭和60年12月27日法律第109号、昭和61年12月22日法律第106号。
5）医療法制研究会監修・第五次改正医療法、中央法規（2006年）7頁以下。

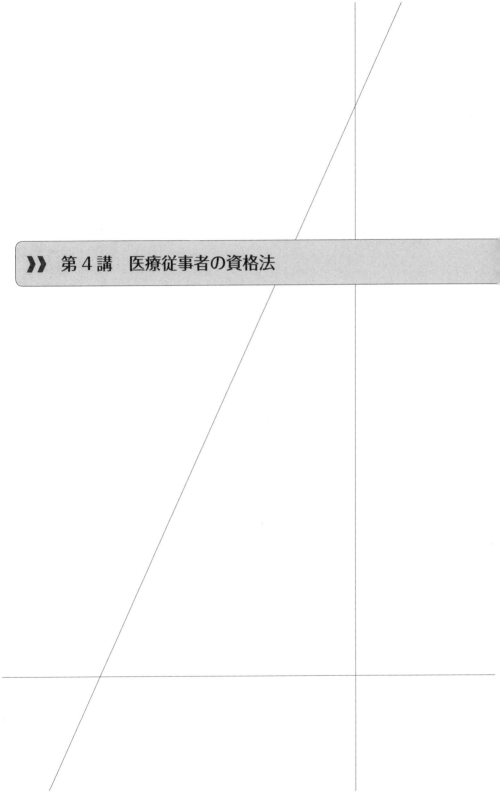

▶▶ 第4講　医療従事者の資格法

I　はじめに

　医療従事者の法規について述べる前に、講学上の "免許" という言葉を定義しておく必要がある。講学上というのは、学問上ととらえてよい。免許は、いわゆる行政法上で考えると、「許可」ということになる。これは一般的に「禁止行為を解除すること」をいうのである。

II　医師法

1　医師免許

　医師免許も医療従事者の免許も同様に、禁止行為の解除なのである。ということは、医療とはもともと禁止行為なのである。もともと禁止されていることができるようになるというのは、技術と倫理とが備わり、国民に迷惑をかけるおそれがなく信頼ができるという意味合いで免許を国から与えられたということである。それが免許制度の問題なのである。

　したがって、免許とは禁止行為の解除であり、医療従事者の免許はそのような危険な行為、つまりもともと禁止されている行為（医療行為）を任されるという責任をはっきりと知るべきである。

　ここで、法律上の免許の効力ということについては、養成校を卒業して国家試験に受かった段階ではなく、厚生労働省の医籍すなわち名簿に登録されることをもって免許とする、つまり効力を持つと解釈されている。医師法はあくまで公法であり、国家の制度として成り立っているということである。厚生労働省、国側の管理として名簿登録されることによって効力を持つという点で、医師または医療従事者の免許は明らかに国側の制度の一環であるということが明らかになる。それが法律上の免許の効力、そして医師または医療従事者の免許の効力としても確認するべきである。

　臨床研修に関しては、2004年（平成16年）から2年以上、都道府県知事の指

定する病院又は外国の病院で厚生労働大臣の指定するものにおいて、臨床研修を受けなければならないとなっている。

　なお、2023年4月から医学部の学生が臨床実習を始めるために必要な知識及び技術を具有しているかを評価するため、大学が共用する試験として厚生労働省令で定めるもの（いわゆる共用試験）に合格した者は臨床実習として医業を行うことができる旨を明確化し［第17条の2］、正当な理由がある場合を除き、その業務上知り得た人の秘密を他に漏らしてはならないとなった（医業をする者でなくなった後にも同様）［第17条の3］。そして2025年4月からは共用試験合格が医師国家試験の受験資格要件となった。

2　欠格事由

　欠格事由については、実は過去には障害者に対する問題があった。障害者個人の認識としてこの制度を考えると差別的な待遇だということが出てくるのだが、この免許は医療従事者になる人間のためだけの免許ではなく、その人のもとを訪れて医療を受ける国民側、患者側の制度であることと考えると、残念ながら責任が個人でとれない未成年や成年被後見人・被保佐人と身体的に適切な医療が行われることに多少なりともハンディキャップができてしまう障害（目が見えない者、耳が聞こえない者、口がきけない者）を持った人たちに対して免許を与えることは、その人個人のマイナスという面ではなく、受ける患者のほうの対応を考えて、残念ながら付与できないということになっていた。

　しかし、医療制度や障害者に対するさまざまな見直しのなか、この欠格事由全体の見直し改正が行われた。それにより、「目が見えない、耳が聞こえない、口がきけない」等の障害が欠格事由からはずされ、現在では障害があっても業務を適正に行う能力に応じて免許を与えるかどうかが、厚生労働省令の定めに照らして判断されることになっている（施行規則第1条により、医師の業務を適正に行うために必要な認知、判断及び意思疎通が適切にできるかどうか。）。したがって現在、免許が与えられないのは、法第3条により未成年のみである（絶対的欠格事由）。

　そして心身の障害により医師の業務を適正に行えない者と厚生労働省令で定めるもの、麻薬等中毒者、罰金以上の刑に処せられた者、医事に関して犯罪または

不正があった者に対し、厚生労働大臣は免許を与えない場合がある（相対的欠格事由）。

3 免許の取り消し等と再教育研修

　前述の絶対的欠格事由にあたる場合、免許は与えられない。また、相対的欠格事由または「医師としての品位を損する行為」があった場合などには、免許の取消し、3 年以内の医業の停止、戒告の処分がされることがある。

　「医師としての品位を損する行為」の例として、瀕死の重傷者に対し不当に高額の治療費を要求した等がある。この場合には、取り消しや停止の対象となる。ただし、これは“不当”という言葉に論点があるのであって、高額であることに問題があるのではない。自由診療や新薬であった場合、あるいは保険の適応外である場合など、その適応に対して費用が高額にかかる場合があるが、そのことだけでは医療として問題にはならない。高額なことが問題なのではなく、患者の弱みにつけ込むような不当さが問題になるのである。例えば、インシュリンを打たなければならないと困っている患者に対し、本来の数倍数十倍の治療費をとろうということが“不当”とされるのである。

　そのほか、患者にいかがわしい振る舞いをした場合、また、患者の貧富によって極端に診療内容が違う場合も同様である。これも“極端に”という言葉が問題なのであり、本来同じサービスをすべきところを極端な差をつけた、という問題である。したがって、差額を払って個室に入院している患者に対して、通常の保険料金で一般病室に入っている患者が差別されていることにはならない。

　最後に、診療義務違反を繰り返した場合である。診療義務というのは「患者が来た場合には診療しなさい」という、これこそ医師が国から与えられた義務なのである。ただ、気をつけなければならないのは、患者に対する義務ではないということである。つまり、医師法は公法であり、国が義務として医師に課せても、患者側からの権利ではない。これは医師側も患者側も大方が勘違いしていることである。

　免許を取消したり停止するのには理由が必要であり、それについて、医師や医療従事者には必ず弁明の機会が与えられている。これは、ひとつには身分の保障ということがある。もうひとつは、こちらのほうが法規として明確なのかもしれ

ないが、国家が与えた制度であるから簡単に取り上げられることがあってはならない、患者を守るというだけではなく、国の威厳や制度を守るという意味合いがあることは知っておいていただきたい。ただし、医療従事者自身としては、患者の安全のために免許、資格制度があるととらえるべきだろうと考える。

　さて、法改正により 2007 年 4 月より厚生労働大臣は、戒告、3 年以内の医業の停止の処分を受けた医師と、免許の取消処分を受けた者で再免許を希望する者（取消処分を受けた日から 5 年を経過しない者を除く）に対し、医師としての倫理の保持（倫理研修）又は医師として具有すべき知識及び技能に関する研修（技術研修）として厚生労働省令で定めるもの（再教育研修）を受けるよう命ずることができるようになった。そして厚生労働大臣は、再教育研修を修了した者について、その申請により、再教育研修を修了した旨を医籍に登録し、再教育研修修了登録証を交付する。この再教育研修に応じない場合は罰則があり、修了の登録がなければ、臨床研修等修了医師とはならない。

4　診療（応召）義務

　診療義務は、「診療に従事する医師は正当理由がなければ診療に応じる義務、いわゆる応招義務がある」とされている。これは、公法上の義務であって私法上の義務ではない。そして罰則も規定されていない。そのかわり繰り返すと、医師にあるまじき行為として結果的には罰則があるということは前述した。したがって、医師に患者を診なければならないという強制力が働くわけである。この診療を拒否されないという患者側の利益を、反射的利益という。医師は患者に対し、直接的な診療義務がなく、患者はその不履行を法的権利としていい立てることはできない。しかし現実問題として、患者は医師が国から診療義務を課されていることから、結果的には断られることはまずない。つまり、本来のかたちではないにもかかわらず、国から医師への義務の反射で患者は診療を受けられる体制になっている。これを反射的利益というのである。

5　各種証明書の交付義務

　各種証明書の交付義務に関しては、同じく公法であり、よく裁判所からの提出命令を受けた場合などの義務として出てくる。しかしこの場合、患者は交付義務

の履行を医師法以外に求めることができる。というのは、診療義務違反はまだ医療契約が結ばれていない段階が多いが、各種証明書・診断書などの交付は、患者が医師の診察を受けた後でなければ証明書の発行はあり得ない。したがって、診てもらった時点で医療契約は締結されていると考えられ、公法として証明書の交付義務ではなく、民法、すなわち契約に基づいた証明書の交付は患者側から医師に求めることができるのである。

6 カルテの保存

　診療録、いわゆるカルテについては、5 年間の保存義務がある。現在は紙媒体ではなくてパソコン等からデジタル保存するなど、昔より保存が的確になされ、データの管理室を持っているような病院も多い。この 5 年間の保存は歯科医師も同様である。さて、問題は起算点である。一体どこから 5 年間を数えるかといえば、これは診療の終了時である。作成時ではなくて、診療の完了した日、というように覚えていただきたい。

7 守秘義務

　業務上の守秘義務については、医師法にはない。これは刑法の 134 条になる。つまり、医師、弁護士、公証人、薬剤師、それから助産師等は刑法として守秘義務がおかれているのである。秘密漏洩罪、漏らしてはいけないというものである。この理由は、例えば、診療放射線技師法や臨床検査技師等に関する法律には守秘義務が盛り込まれており、診療放射線技師や臨床検査技師としての義務が問題になる。しかし、医師、薬剤師、弁護士等の場合は刑法上の問題となり、正当な理由のない秘密の漏示は犯罪と同様にみなされるということである。つけ加えると、刑法というのは社会に対する罪であり、民法での損害賠償は個人の問題に対する損害賠償である。

　したがって、医師などはそれだけ大きな責任を課されており、個々の医療従事者の法規ではなく、刑法として守秘義務がおかれている点が、他の医療従事者に比べて重い職業倫理が望まれているものといえる。

8　業　　務

　医師の業務について「医業とは反復継続の意思を持って医行為をなすこと」とあるが、ここでは反復継続の"意思"という言葉が大切である。すなわち、反復継続の"行為"という言葉であるのと大きく違い、将来的に医療行為を反復継続したいと思っているという行動や意思表示が認められるだけで医行為を認めてしまうのである。

　例えば、白衣を着て医療をなした、医療機器を準備していたというとき、たとえ1回の医療行為でも、免許がなければ医師法違反となる場合があるのだ。

　また医療職で業務独占、名称独占ともに有しているのは、医師、歯科医師、薬剤師、診療放射線技師、歯科衛生士等である

　なお、医師の員数不足と偏在は社会問題化し、特に地方では顕著であり、医療の崩壊とさえいわれてきている。

III　歯科医師法

　歯科医師法については、規定されている内容が医師法とほとんど同じである。当初、同じ医業として出発していたが、歯科が医科のなかの歯科なのか、歯科のみとしての歯科なのかという選択を制度上迫られたときに、当時の歯科医師が医科ではなくて歯科として独立するという道を選んだことによって、明治39年の法改正により完全に医科から独立したものである。

　これは当時、制度上から考えると、医科と歯科で分かれたら医科と歯科は同等とみるのが普通なのだが、しかし現状は、医科はすべての医科になり、歯科は歯科のみとしての業務範囲となってしまった。

　なお、他の医療職種の参考になる点がある。それは、歯科医師が昭和62年から臨床研修として実施していた研修制度を、平成8年に法改正をし、法制度に正式に取り入れたことである。条文のなかに、免許取得後に1年以上一定の施設を除く施設で、大学の附属病院等で研修することを努力規定にした。これは義務ではなく、努力規定である。もちろん、今までも研修制度があり、その制度があっ

たときにもまったく臨床研修をせずに卒後すぐに開業する者ばかりではなかった。では、なぜわざわざ平成8年に法改正をしたかといえば、ひとつは技術の向上であり、決して充実していたとはいえない従来の研修制度の見直しであった。そしてもうひとつは、制度として考えるかぎり行政に対しても国民に対してもひとつのアピールになるという利点がある。法律上研修をすることを努力規定としている。つまり、はっきりと技術の向上安定を法として位置づけたということが歯科医師法に出てくるということである。このアピールを必要とする医療従事者は他にもいるはずであり、臨床技術の向上を含めて、様々な医療職が取り入れていくものといえる。

　なお、医師は2004年（平成16年4月より）初期研修2年間（改革案では、初期研修期間を1年間とすることが検討されている。）、歯科医師は2006年（平成18年より）原則1年間、臨床研修を義務化することになった。そして再教育研修については医師と同様である。

Ⅳ　薬剤師法

1　定義

　薬剤師は、調剤、医薬品の供給、その他薬事衛生をつかさどり、公衆衛生の向上および増進に寄与することを任務［第1条］とし、調剤業務［第19条］、処方せんによる調剤［第23条］、薬事法第2条第7項の規定等からして、薬剤師とは「厚生労働大臣の免許を受けて［第2条］医師、歯科医師、獣医師の処方せんにより販売または授与の目的で調剤をなすことができる者」であるということができる。

2　業務

　薬剤師の業務は、調剤に従事する薬剤師は調剤の求めがあった場合、正当な理由がなければ、これを拒んではならないとしている。この場合「調剤に従事する薬剤師」は現に薬局、病院、診療所、家畜診療施設の中で調剤する者であって、薬剤の研究所、製薬会社、研究や管理的業務にのみ従事している薬剤師は含まれ

ない。

　さらに薬剤師は、医師、歯科医師等の「処方箋」によらなければ、販売または授与の目的で調剤してはならない。これは薬剤師も非医師であること、人の生命、身体に対し公衆衛生上危険を生ずるおそれがあるからである。薬剤師は処方箋の記載に疑義があるとき、その処方箋を交付した医師、歯科医師に確認した後でなければ、これを調剤できない（疑義照会）。

　また、薬剤師は、販売又は授与の目的で調剤したときは、患者又は現にその看護に当たっている者に対し、調剤した薬剤の適正な使用のために必要な情報及び必要な薬学的知見に基づく指導を提供しなければならない（服薬指導）。

Ⅴ　他の医療従事者の法規

1　保健師助産師看護師法（以下、保助看法）

　いわゆる保助看法と呼ばれているものであり、コ・メディカルの中心的法規であるといえる。看護職は、いわゆる医療従事者で最初に国家資格化されたもの、もしくは職業として初めて成り立ったものといえよう。もちろん日本だけはなく、ヨーロッパでは非常に古く、修道院が行き倒れの旅人を介護したようなところから始まっている。日本でも、医師をフォローする医療従事者として最も早く生まれたもの、そして最も早く資格化されたもののひとつであることには間違いない。

　こうした経緯からも「保助看法何条に違反しないで」というような文言が各医療従事者の法規に出てくる。特に、「保助看法第31条、32条にかかわらず」といういい方がよく使われるのである。いわゆる診療の補助も療養の世話も看護職の独占業務になり、そうすると他の医療従事者がその業務にかかわる場合、つまり医師の診療の補助をする場合には、「保助看法第何条にかかわらず」、という文言で書かれていることが多いわけである。したがって、まず看護職が最初の医療従事者として確立し、現在も医師に次ぐ医療職としての地位を築いていることを知る必要がある。

　また、法改正により2007年4月より、保健師と助産師の免許を取得するには、それぞれ保健師と看護師、助産師と看護師の双方の国家試験合格が必要となった。

長年看護師の国家試験に落ちても保健師や助産師の国家試験が受かれば業務ができることに疑問が呈されていたが、これが是正されたことになる。そして2008年4月より再教育研修制度も開始された。

　そして2015年からは、厚生労働大臣が指定する研修機関において、一定の基準に適合する研修を受け、手順書により行う診療の補助での特定行為（現在38行為）が認められた。

　＊特定行為は、人工呼吸器からの離脱、中心静脈カテーテルの抜去、インスリンの投与量の調整等がある。

2　臨床検査技師等に関する法律

　長らく「臨床検査技師、衛生検査技師等に関する法律」とされ、臨床検査技師と衛生検査技師に関する免許等を規定していたが、2005年以降の衛生検査技師の資格取得はできなくなった（特例での取得も2011年3月をもって交付できなくなる）。それまでに免許を取得した者は、そのまま業務を行える。したがって現在、専門の養成校があるのは臨床検査技師だけである。

　臨床検査技師の検査業務には、微生物や血液、寄生虫などを検査をするいわゆる検体検査と、心電図や心音、脳波、いわゆる今の電子機器などを用いるような先端の医療に近い検査業務を行う生理学的検査もしくは生理検査といわれている2つの主な業務がある。

　なお、2015年からは診療の補助として採血に加え、検体採取が業務追加されたが、追加研修が必要となっている。

3　診療放射線技師法

　診療放射線技師の業務は人体に対する照射は医師または歯科医師の具体的な指示を受けて放射線の人体照射を行うと定義されている。

　本法でいう放射線とは、次にあげる電磁波又は粒子線をいう。
　　①アルファ線およびベータ線
　　②ガンマ線
　　③百万電子ボルト以上のエネルギーを有する電子線
　　④エックス線

⑤その他政令で定める電磁波または粒子線である［法第2条第1項］。

　また、2021年10月1日からは、医師の負担軽減や働き方改革から各医療関係職種の専門性の活用の中に、タスク・シフト／シェアを推進するとして、診療放射線技師も次の6つの業務が新たに追加された。

①造影剤を使用した検査やRI検査のために静脈路を確保する行為、RI検査医薬品の投与が終了した後に抜針及び止血を行う行為

②RI検査のためにRI検査医薬品を注入するための装置を接続し、当該装置を操作する行為

③動脈路に造影剤注入装置を接続する行為（動脈路確保のためのものを除く。）、動脈に造影剤を投与するために造影剤注入装置を操作する行為

④下部消化管検査（CTコロノグラフィ検査を含む。）のため、注入した造影剤及び空気を吸引する行為

⑤上部消化管検査のために挿入した鼻腔カテーテルから造影剤を注入する行為、当該造影剤の投与が終了した後に鼻腔カテーテルを抜去する行為

⑥医師又は歯科医師が診察した患者について、その医師又は歯科医師の指示を受け、病院又は診療所以外の場所に出張して行う超音波検査

4　理学療法士及び作業療法士法

　理学療法は基本的動作能力の回復にあたり、身体の障害を対象とする。一方、作業療法は、応用的動作能力の回復などを目指し、精神と身体の障害の両方を対象としている。

　「理学療法」とは、身体に障害のある者に対し、主にその基本的動作能力の回復を図るため、治療体操、その他の運動、電気刺激、マッサージ、温熱その他の物理的手段を加えることをいう［法第2条第1項］。

　「作業療法」とは、身体または精神に障害のある者に対し、主としてその応用的動作能力または社会的適応能力の回復を図るため、手芸、工作その他の作業を行なわせることをいう［法第2条第2項］。

　近年、スポーツ障害から高齢者医療まで従来以上のひろがりをみせるリハビリテーションは、現在最も注目される職種の一つとなっている。

5　言語聴覚士法

　いわゆる ST（speech therapist）といわれている言語聴覚士は、平成9年の12月に法規が成立し、平成10年資格制度が施行された。そして国家試験が平成11年3月に初めて行われたものである。正式に資格化されたものではなかったが、病院内では以前から診療が行われていた。医師にも歯科医師（歯科口腔外科）にもかかわっていた。または、従来からあった養成校卒業者が免許を持たないまま診療に従事していた。そしてようやく単独の法規として国家資格をつくったのである。定義づけなどは、他の医療従事者とそう変わるわけではなく、他の医療職と同様に厚生労働大臣による国家資格である。業務については、嚥下の訓練から人工内耳の調整、聴性脳幹反応検査などがある。それから補聴器の装用訓練は、高齢社会において当然必要とされる問題である。

6　臨床工学技士法

　臨床工学技士は、昭和62年にできた新しい資格である。定義として、生命維持管理装置などを中心に操作する専門職、技術職である。

　臨床工学技士の最も大きな目的は、人工呼吸器などの生命維持管理装置の操作である。そして現在、「臓器移植法」ができ、医療現場に臓器移植を前提とした、脳死状態の患者が増えていくことにより、新たな需要が出てくるはずである。

　この職種は、ICU などで高度医療、高度な医療機器を扱う専門の医療スタッフが必要となったことから、資格化への道が開けた。これからは、救急医療、高度医療、臓器移植などの現場で必要不可欠な人材となっているものである。

7　視能訓練士法

　視能訓練士は、資格は古いのだが、以前は医療機関でクローズアップされることがあまりなかったが、近年は視力等に関する健康志向の高まりから、注目される医療職となっている。業務内容をみると、視機能回復のための矯正訓練と検査があり、診療放射線技師や臨床検査技師の業務と重複するところも多い。

8　義肢装具士法

　義肢装具士については、国家資格があることすら知らない人もいる。これも厚

生労働大臣の免許であり、その定義は「義肢とは上肢下肢、または一部の欠損のあるものに装着してその欠損を補填、またはその欠損に失われた機能を代替するための器具・機械」だということで、装具の場合には欠損を補うのではなくて代替機能の障害部分に装着して機能を回復する。コルセットなどを例にするとわかりやすいが、それによってある程度機能の回復を助けるもので、補填ではない。そして、義肢や装具をつくることにおいては技術だけではなく医学知識が必要となる。そういう点で専門職とする必要性があるということから、昭和62年、臨床工学士と同時期につくられた資格である。

9　あん摩マッサージ指圧師、はり師、きゅう師等に関する法律

これは、もとは次の柔道整復師法と同じ法律であったのが、柔道整復師法が昭和45年にあん摩マッサージ指圧師、はり師、きゅう師から独立して単独法になったものである。いわゆる東洋医学系がひとつの法律にまとまっていたが、さまざまな運動を展開した柔道整復師の団体が単独法を勝ち取り、それによって身分の向上をねらった。

本法のなかで特に「はり師」は、東洋医学系の医療従事者のなかでは医師にも認められてきている要素が大きい。なお、2008年7月の厚生労働省医政局医事課事務連絡により、厚生労働大臣免許と広告し得ることになった。

10　柔道整復師法

前述のように、柔道整復師法は鍼灸マッサージと同じ内容が多いが、ひとつ大きく違う点がある。それは医療保険において、「鍼灸師（はり、きゅう）」の場合は医師の同意がない場合は認められていないが、柔道整復師の場合は法でいう“受領委任”というかたちをとり、一部を除いて医師の同意なしに医療保険の適用が認められていることである。すなわち、患者からは自己負担分しかもらわず、柔道整復師と保険者の間で金銭のやりとりができるとするものである。しかし、一般の医療保険の契約とは違い療養費の支給となることであり、健康保険制度のなかの療養の給付ではなく、特別な事情による療養費の支給のなかで保険使用しているのが柔道整復師や鍼灸師の保険利用なのである。

柔道整復師は、○○接骨院等の名称で開業し、脱臼、骨折、打撲、捻挫の患部

に施術をすることができるが、医師の同意を得た場合のほか、応急手当てをする場合を除き脱臼または骨折の患部に施術をすることはできない。なお、整体やカイロプラクティックとよく間違われるが、整体やカイロプラクティックは、まだ日本の国家資格とはなっていない（他国では医療として資格化しているところもある）。

11　社会福祉士及び介護福祉士法

　社会福祉士および介護福祉士は医療と非常に密接にかかわりを持つが、福祉を中心とした職種である。定義づけとしては、社会福祉士は身体上精神上の障害のあること、または環境上の理由により、日常生活を営むのに支障がある者の福祉に関する相談・助言・指導などをする者、いわゆるソーシャルワーカーとしての仕事である。

　介護福祉士は、厚生労働大臣の免許を受け、身体上精神上の障害のある、または日常生活を営むのに支障がある人に対する、入浴・排泄その他を直接介護する、または介護者に対するアドバイスをするという専門職である。また、介護保険サービスがスタートしたが、ヘルパーとともに一番活躍することを望まれている職種である。

12　精神保健福祉士法

　精神保健福祉士は、ノーマライゼーションという考えから、障害者を社会復帰へと導く専門職をつくろうということで資格化された。精神障害者の社会復帰を相談援助するという、いわゆるカウンセラー的な業務である。

＊資料（表 1）として医療関係者の養成実態一覧表を 54 〜 59 ページに載せる。

VI　おわりに

　以上簡略な説明ではあるが、さまざまな医療従事者が機能することにより、医療は安定し患者の健康が守られるものと考えられる。また、歯科衛生士法や救急救命士法など、他にも重要な法規があるが、別の機会に譲りたい。

　現在の法規と医療従事者の実際の業務内容にはまだまだズレを生じている点が多々あり、現実の医療現場では、違法となるような業務さえ行われている場合がある。したがって、患者の安全と医療現場の実情の双方に合うような法改正が望まれている。

　そして、そのためには医療従事者自身の業務内容に対するさらなる意識改革が必要なのである。

令和6年4月現在

表1　医療関係者養成実態一覧表

区分	根拠法規	免許付与者	指定者	養成形態	入学機関資格	修業年限
医師	医師法	厚生労働大臣	文部科学大臣	大学	高校卒	6年
歯科医師	歯科医師法	厚生労働大臣	文部科学大臣	大学	高校卒	6年
薬剤師	薬剤師法	厚生労働大臣	文部科学大臣	大学	高校卒	6年
看護師保健師・助産師（は選択）	保健師助産師看護師法	厚生労働大臣	文部科学大臣	大学	高校卒	4年
看護師・保健師	保健師助産師看護師法	厚生労働大臣	文部科学大臣	大学	高校卒	4年
看護師・保健師又は看護師・助産師	保健師助産師看護師法	厚生労働大臣	都道府県知事	専修・各種学校	高校卒	4年
保健師	保健師助産師看護師法	厚生労働大臣	文部科学大臣	大学院	大卒で看護師国家試験受験有資格者	2年
				短期大学専攻科	短大卒で看護師国家試験受験有資格者	1年
			都道府県知事	専修・各種学校	看護師国家試験有資格者	1年
助産師	保健師助産師看護師法	厚生労働大臣	文部科学大臣	大学院　大学専攻科	大卒で看護師国家試験受験有資格者	2年
				大学別科	看護師国家試験有資格者	1年
				短期大学専攻科	短大卒で看護師国家試験受験有資格者	1年
				大学に付設する専修・各種学校	看護師国家試験受験有資格者	
			都道府県知事	専修・各種学校		
看護師	保健師助産師看護師法	厚生労働大臣	文部科学大臣	大学	高校卒	4年
				短期大学（3年課程）		3年
				〃　（2年課程）	高校卒の准看護師	2年

			〃（2年課程通信制）	准看護師業務経験7年以上	2年
			高等学校・高等学校専攻科一貫教育5年	中学卒	5年
			高等学校専攻科	高校卒	2年
		都道府県知事	大学に付設する専修・各種学校3年課程	高校卒	3年
			専修・各種学校（3年課程）	高校卒	3年
			〃　　（2年課程）	准看護師業務経験3年以上又は高校卒の准看護師	2年
			専修・各種学校（2年課程通信制）	准看護師業務経験7年以上	2年
准看護師	保健師助産師看護師法	都道府県知事	高等学校衛生看護科	中学卒	3年
			専修・各種学校		2年
診療放射線技師	診療放射線技師法	文部科学大臣	大学	高校卒	4年
			短期大学		3年
			大学に付設する専修・各種学校		
		都道府県知事	専修・各種学校		3年
臨床検査技師	臨床検査技師等に関する法律	文部科学大臣	大学	高校卒	4年
			短期大学		3年
			大学に付設する専修・各種学校		
		都道府県知事	専修・各種学校		3年

資格	根拠法	免許付与者	養成施設監督	学校種別	入学資格	修業年限
理学療法士	理学療法士及び作業療法士法	厚生労働大臣	文部科学大臣	大学	高校卒	4年
				短期大学・特別支援学校高等部専攻科		3年
				大学に付設する専修・各種学校	作業療法士その他政令で定める者	2年
			都道府県知事	専修・各種学校	高校卒	3年
					作業療法士その他政令で定める者	2年
作業療法士	理学療法士及び作業療法士法	厚生労働大臣	文部科学大臣	大学	高校卒	4年
				短期大学		3年
				大学に付設する専修・各種学校	理学療法士その他政令で定める者	2年
			都道府県知事	専修・各種学校	高校卒	3年
					理学療法士その他政令で定める者	2年
視能訓練士	視能訓練士法	厚生労働大臣	文部科学大臣	大学	高校卒	4年
				短期大学又は大学に付設する専修・各種学校		3年
					大学等で2年以上修業し指定の科目を修めたもの	1年
			都道府県知事	専修・各種学校	高校卒	3年
					大学等で2年以上修業し指定の科目を修めたもの	1年
言語聴覚士	言語聴覚士法	厚生労働大臣	文部科学大臣	大学	高校卒	4年
				短期大学又は大学に付設する専修・各種学校		3年
					大学等で1年以上修業し指定の科目を修めたもの	1年
					大学卒	2年

56

資格	法律	免許権者	学校指定者	学校種	入学資格	修業年限
歯科衛生士	歯科衛生士法	厚生労働大臣	都道府県知事	専修・各種学校	高校卒	3年
					大学等で2年以上修業し指定の科目を修めたもの	1年
					大学等で1年以上修業し指定の科目を修めたもの	2年
			文部科学大臣	大学	大学卒	2年
					高校卒	4年
				短期大学		3年
						2年
				大学に付設する専修・各種学校		3年
						2年
				専修・各種学校		3年
						2年
歯科技工士	歯科技工士法	厚生労働大臣	文部科学大臣	大学	高校卒	4年
				短期大学		3年
				特別支援学校高等部専攻科		3年
				大学に付設する専修・各種学校		3年
			都道府県知事	専修・各種学校		3年
臨床工学技士	臨床工学技士法	厚生労働大臣	文部科学大臣	大学	高校卒	4年
				短期大学又は大学に付設する専修・各種学校	高校卒	3年
					大学等で2年以上修業し指定の科目を修めたもの	1年
					大学等で1年以上修業し指定の科目を修めたもの	2年

資格	法律	免許	指定	学校	要件	修業年限
義肢装具士	義肢装具士法	厚生労働大臣	都道府県知事	専修・各種学校	高校卒	3年
					大学等で2年以上修業し指定の科目を修めたもの	1年
					大学等で1年以上修業し指定の科目を修めたもの	2年
			文部科学大臣	大学	高校卒	4年
				短期大学又は大学に付設する専修・各種学校	高校卒	3年
					大学等で1年以上修業し指定の科目を修めたもの	2年
					職業能力開発促進法の規定に基づく技能検定に合格したもの	1年
			都道府県知事	専修・各種学校	高校卒	3年
					大学等で1年以上修業し指定の科目を修めたもの	2年
					職業能力開発促進法の規定に基づく技能検定に合格したもの	1年
救急救命士	救急救命士法	厚生労働大臣	文部科学大臣	大学	高校卒	4年
				大学に付設する専修・各種学校	高校卒	2年
					大学等で1年以上修業し指定の科目を修めた者	1年
					消防法2条9項に規定する救急業務に関する講習で厚生労働省令で定めるものの過程を終了し、厚生労働省令で定める期間以上救急業務に従事した者	現に救急業務に従事している場合6月／1年
			都道府県知事	専修・各種学校	高校卒	2年

資格	根拠法	免許権者	養成施設	入学資格	修業年限
			大学等で1年以上修業し指定の科目を修めた者		1年
			消防法2条9項に規定する救急業務に関する講習で厚生労働省令で定めるものの過程を終了し、厚生労働省令で定める期間以上救急業務に従事した者	現に救急業務に従事している場合6月	1年
あん摩マッサージ指圧師、はり師、きゅう師	あん摩マッサージ指圧師、はり師、きゅう師等に関する法律	厚生労働大臣	大学	高校卒	4年
		文部科学大臣	短期大学	高校卒	3年
			特別支援学校	高校卒	3年
				中学卒	3～5年
			大学に付設する専修・各種学校	高校卒	3年
		厚生労働大臣 都道府県知事	専修・各種学校	高校卒	3年
				中学卒（視覚障害者）	3～5年
柔道整復師	柔道整復師法	厚生労働大臣 文部科学大臣	大学	高校卒	4年
			短期大学		3年
		都道府県知事	大学に付設する専修・各種学校		
			専修・各種学校		

資料　厚生労働省政策局医事課、指導課、歯科保健課、看護課べ

注　この一覧表は、医療関係者の養成の実態に沿って掲載したものであり、「衛生検査技師」については新規に養成されていないための区分には入れていない。

（2023/2024年「国民衛生の動向」192-193頁より引用）

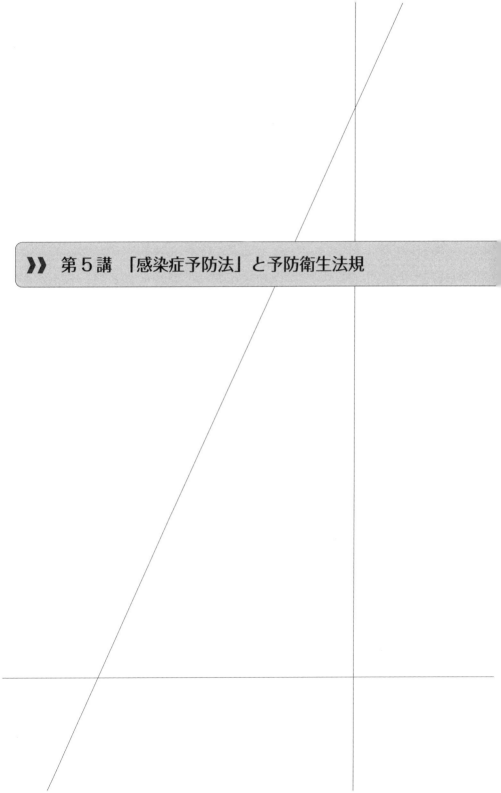

》》 第5講 「感染症予防法」と予防衛生法規

I 感染症の予防及び感染症の患者に対する医療に関する法律

1 経　緯

「感染症の予防及び感染症の患者に対する医療に関する法律」は、その名称が長いために「感染症法」などと略称されていることから、本稿でも以下それに従う。

平成11年4月に法制化され、平成11年から施行された新しい法律である。本法のベースとなるものは「伝染病予防法」、「後天性免疫不全症候群の予防に関する法律」、いわゆるエイズ法といわれているものと「性病予防法」で、この3つを廃止し総合的な感染症予防に関する法規をつくったというかたちになっている。

これは、従来の予防衛生法規という概念で、あくまで疾病に罹患していない人の予防・保護、感染症の拡大阻止という目的を持つ。そうなると問題になるのが、すでに罹患している人たちの人権や対処方法はどうなるのかということで、これらの人たちへの対策が非常に手薄になってくる。そこで、いってみれば各医療機関や医療従事者の常識において行われることとなり、法律上ではあまり手厚い保護などはなされていなかった。逆に規制され、感染しているのであれば、勝手にでかけるなとか、今はあまりその言葉を使いたがらないが隔離するというかたちをとり、人権の配慮が不十分であるという批判が以前からなされていた。特に平成になってからできた「後天性免疫不全症候群の予防に関する法律」、いわゆるエイズ法については、例えばHIVに感染しているということを医師が確認した時点で届け出が始まるが、最初の段階では罹患した場所、経緯、性別などを届けるにすぎず、氏名を届ける欄がない。これは当初患者の人権に配慮したものだといういわれ方をした。しかし、その条文上では、医師が感染を認めた場合には患者本人および後見人等（親、家族等）に感染をこれ以上ひろげないよう、感染を助長するような性交渉などを行わないようにということを指示する。それに従わずに患者がさらにうつすような行為を繰り返す場合は、今度は氏名を出して報告をするというようになってくる。いってみれば、医師の組織を使って、HIV感染

者またはエイズ患者を管理する点が見受けられた。もしそれに従わなければ、名前を出して報告するということを法律上決めていた点から、人権的に配慮が足りないという批判も多かった。

　実際にその後の薬害エイズの訴訟では大きな波紋を呼び、結局この法律ではなんの保護政策もなく規制をするだけであり、それでいいのかという問題になった。特にエイズの場合には人権問題が非常に大きく取り上げられ、その後厚生大臣が謝罪をするようなかたちをとるということで話が進んだ経緯もあり、厚生省側もいずれなんとかしようということがあったのかもしれない。

　このような経緯から、感染症の代表的な 3 つの法律を改め、「感染症予防法」が制定されたのである。なお、結核予防法が 2007 年 3 月末で廃止され、本法に統合された（BCG は予防接種法へ）。

2　HIV（エイズ）患者への配慮

　エイズと HIV の違いは、平易にいえばエイズはいわゆる発症した症状を指しているわけであって、発病するまでは HIV 感染者、キャリアといういい方をする。薬害エイズのときにも、患者がある講演において口にしたものでは、「私は HIV に感染していますが、しかしまだエイズではない」、このようないい方をしていた。特に、1980 年代半ば、日本でエイズが問題になり始めたときにエイズに関する知識を普及しようという活動が起こった。それを受けて自治体がシンポジウムを開いたり集会を行うという動きがあった。その際に、「新たな性病であるエイズ」というような書き方をしたところがあり、これは特に血液製剤の輸液により感染した血友病患者から非常に反発を受けた。いわゆる薬害であり、性病ではない感染経路であるとの主張だったのである。

　もちろん病気は病気、患者は患者で同じはずだが、当時、ただでさえ後ろ指を指されるような状況にあったことから、そのようなイメージだけでも避けたかったのだろう。「エイズという言葉を軽々しく使わないでくれ、HIV 感染者といってくれ」と、そして「病気、感染症であるということをきちんと理解してもらうため、認識してもらうために言葉を選んでほしい」ということが数多くいわれた。

　それを受けて、感染者への差別的な表現になりつつあると思われたエイズという表現を、法の世界でも、エイズと分けて HIV 感染と呼ぼうといい出されるよ

うになった。そうしたこともあり、筆者も気がつくかぎり HIV 感染と、発病後の患者を指すエイズ（患者）という語を分けて使ってきた。そして、学生に対してもそのような指導・講義をしてきた。確かに言葉のあやにすぎないかもしれないが、根底はその感染症に罹患している患者の人権や心のケアにかかわる以上は、その程度の配慮は必要と考える。ただ、これがあまりすぎると本題からずれる場合もあり、慎重な対応が望まれる。

表 2　2022 年世界の HIV 陽性者数（出典：UNAIDS 2023 疫学的推計値）

地　　域	HIV 陽性者*	HIV 新規感染者	エイズによる死亡
全　世　界	3,900 万人	130 万人	630,000 人
アジア太平洋	650 万人	30 万人	150,000 人
カリブ海沿岸	33 万人	1.6 万人	5,600 人
東部および南部アフリカ	2,080 万人	50 万人	260,000 人
東欧、中央アジア	200 万人	16 万人	48,000 人
ラテンアメリカ	220 万人	11 万人	27,000 人
中東、北アフリカ	19 万人	1.7 万人	5,300 人
西部および中央アフリカ	400 万人	16 万人	120.000 人
西欧・中欧、北アメリカ	230 万人	5.8 万人	13,000 人

*指定中央値

3 感染症法の前文

> 前文　　人類は、これまで、疾病、とりわけ感染症により、多大の苦難を経験してきた。ペスト、痘そう、コレラ等の感染症の流行はときには文明を存亡の危機に追いやり、感染症を根絶することは、正に人類の悲願と言えるものである。
>
> 　医学医療の進歩や衛生水準の著しい向上により、多くの感染症が克服されてきたが、新たな感染症の出現や既知の感染症の再興により、また、国際交流の進展等に伴い、感染症は、新たな形で、今なお人類に脅威を与えている。
>
> 　一方、我が国においては、過去にハンセン病、後天性免疫不全症候群等の感染症の患者等に対する、いわれのない差別や偏見が存在したという事実を重く受け取め、これを教訓として今後に生かすことが必要である。
>
> 　このような感染症をめぐる状況の変化や感染症の患者等が置かれてきた状況を踏まえ、感染症の患者等の人権を尊重しつつ、これらの者に対する良質かつ適切な医療の提供を確保し、感染症に迅速かつ的確に対応することが求められている。
>
> 　ここに、このような視点に立って、これまでの感染症の予防に関する施策を抜本的に見直し、感染症予防及び感染症の患者に対する医療に関する総合的な施策の推進を図るため、この法律を制定する。

　感染症法の前文を示したが、これは法律としては非常に珍しい例である。前文という言葉で、おそらくほとんどの人が脳裏に浮かべるのは、日本国憲法だろう。一般の法律で前文というのはまずみたことがない。よく第1条に目的とか前文めいたことを書く法律が多いが、きちんとした前文というかたちで、しかも長々と置いたものは、まず目にしたことがないと思う。

　内容からみてもかなり画期的である。1段目は一般的な感染症の経緯をいい、2段目の「医学医療の進歩云々」というところは、今まであった感染症以外の新たな感染症の発現と、さらに国際交流の進展、つまり貿易の拡大や飛行機などによる往来の増大などから新たな感染症が非常に入りやすい時代に入ってきたということをいっている。3段目では「一方」とあって、今までのことを謝罪するか

のような文面になる。「我が国においては過去にハンセン病、後天性免疫不全症候群等の感染症の患者等に対するいわれのない差別や偏見が存在したという事実を重く受け取め、これを教訓として今後に生かすことが必要である」と明記するのである。

　したがって、今までの法や制度のなかでハンセン病や HIV 感染者、またはエイズ患者に対する人権の配慮が足りていなかったと、はっきりと法律に入れたことになり、このようなことはかつてないことである。

　厚生労働大臣がその肩書きで謝罪するだけでも薬害エイズのときは物議を醸した。以前にもさまざまな公害裁判があったが、厚生労働大臣が明確に謝ったことはなく、和解するのは企業であって国ではなかった。薬害エイズで初めて、国がきちんとしたかたちで和解のなかに入った。それだけでも大きな進歩だといわれたのに、前文を置いたことは非常な驚きであった。それだけ意義があるものと考えたい。

　これから先、感染症またはそれに限らず医療福祉の分野で誤りがあれば、正して前に進むという意識があるという現れである。この点は評価されるべきことである。

4　国、医師等の責務

　条文では、国や医師に感染症に対する正しい知識の普及とその予防に努める責任があるとしている。感染症を発見した場合にはそれに対する適切な医療を、と同時に感染症に対する正しい知識の普及もしなければならず、予防もしなければならないということを明記したのである。そして、国民にも責務を課し「国民は感染症の正しい知識を持ち、その予防に注意を払い、患者等の人権が損なわれることがないようしなければならない」としている。このことは、現在のように観光旅行も含めて国際交流が繁くなってくると、個々人が意識を持たなければ新たな感染症等は防ぎきれないことを表している。

5　感染症の分類

　本法では、感染症を以下に示すように新しく 5 つに分類して定義し、さらに、新型インフルエンザ等感染症、指定感染症、新感染症の制度を設けた。

(1)　１類感染症：原則として入院等の行動制限を行う。

　[エボラ出血熱、南米出血熱、クリミア・コンゴ出血熱、ペスト、マールブルグ病、ラッサ熱、痘そう] をいう。

(2)　２類感染症：状況に応じて入院等の行動制限を行う。

　[急性灰白髄炎、結核、ジフテリア、重傷急性呼吸器症候群（病原体がベータコロナウイルス属 SARS コロナウイルスであるものに限る)、中東呼吸器症候群（病原体がベータコロナウイルス属ＭＥＲＳコロナウイルスであるものに限る。）、鳥インフルエンザ（病原体がインフルエンザウイルスＡ属インフルエンザＡウイルスであってその血清亜型が新型インフルエンザ等感染症（第７項第３号に掲げる新型コロナウイルス感染症及び同項第四号に掲げる再興型コロナウイルス感染症を除く。第６項第１号及び第25項第１号において同じ。）の病原体に変異するおそれが高いものの血清亜型として政令で定めるものであるものに限る。第５項第７号において「特定鳥インフルエンザ」という。)] をいう。

(3)　３類感染症：状況に応じて就業制限などの行動制限を行う。

　[コレラ、細菌性赤痢、腸管出血性大腸菌感染症（いわゆる O-157）、腸チフス、パラチフス] をいう。

(4)　４類感染症：国民への情報提供による拡大防止を行う。

　[Ｅ型肝炎、Ａ型肝炎、黄熱、Ｑ熱、狂犬病、炭疽、鳥インフルエンザ（特定鳥インフルエンザを除く）、ボツリヌス症、マラリア、野兎病その他の既に知られている感染性の疾病であって、動物又はその死体、飲食物、衣類、寝具その他の物件を介して人に感染し、前各号に掲げるものと同程度に国民の健康に影響を与えるおそれがあるものとして政令で定めるもの] をいう。

　１～４類感染症は、全ての感染症が診断後直ちに管轄の保健所に届ける。

(5)　５類感染症：７日以内に管轄の保健所に届ける（麻しんは直ちに届ける）

　[インフルエンザ（鳥インフルエンザ及び新型インフルエンザ等感染症を除く）、ウイルス性肝炎（Ｅ型肝炎およびＡ型肝炎を除く）、クリプトスポリジウム症、後天性免疫不全症候群、性器クラミジア感染症、梅毒、麻しん、メチシリン耐性黄色ブドウ球菌感染症（MRSA）、＊新型コロナウイルス感染症（病原体がベータ

＊2023 年（令和５年）５月８日より「新型インフルエンザ等感染症」から移行。

コロナウイルス属のコロナウイルス（2020年（令和２年）１月に、中華人民共和国から世界保健機関に対して、人に伝染する能力を有することが新たに報告されたものに限る）〕の他、既に知られている感染症であって（４類感染症を除く）、４類感染症と同程度に国民の健康に影響を与えるおそれがあるものとして厚生労働省が定めるものをいう。

(6) 新型インフルエンザ等感染症

①新型インフルエンザ（新たに人から人に伝染する能力を有することとなったウイルスを病原体とするインフルエンザであって、一般に国民が当該感染症に対する免疫を獲得していないことから、当該感染症の全国的かつ急速なまん延により国民の生命及び健康に重大な影響を与えるおそれがあると認められるものをいう。）

②再興型インフルエンザ（かつて世界的規模で流行したインフルエンザであってその後流行することなく長期間が経過しているものとして厚生労働大臣が定めるものが再興したものであって、一般に現在の国民の大部分が当該感染症に対する免疫を獲得していないことから、当該感染症の全国的かつ急速なまん延により国民の生命及び健康に重大な影響を与えるおそれがあると認められるものをいう。）

③新型コロナウイルス感染症（新たに人から人に伝染する能力を有することとなったコロナウイルスを病原体とする感染症であって、一般に国民が当該感染症に対する免疫を獲得していないことから、当該感染症の全国的かつ急速なまん延により国民の生命及び健康に重大な影響を与えるおそれがあると認められるものをいう。）

④再興型コロナウイルス感染症（かつて世界的規模で流行したコロナウイルスを病原体とする感染症であってその後流行することなく長期間が経過しているものとして厚生労働大臣が定めるものが再興したものであって、一般に現在の国民の大部分が当該感染症に対する免疫を獲得していないことから、当該感染症の全国的かつ急速なまん延により国民の生命及び健康に重大な影響を与えるおそれがあると認められるものをいう。）

(7) 指定感染症：この法律において「指定感染症」とは、既に知られている感染性の疾病（１類感染症、２類感染症、３類感染症及び新型インフルエンザ等感染

症を除く。）であって、本法の第三章から第七章までの規定の全部又は一部を準用しなければ、当該疾病のまん延により国民の生命及び健康に重大な影響を与えるおそれがあるものとして政令で定めるものをいう。旧法の「伝染病予防法」時代、ラッサ熱は指定伝染病になったことがあった。急性灰白髄炎とラッサ熱と1996 年の O -157、この３つが「伝染病予防法」のなかで指定伝染病になったものである。つまり通常の枠とは別に、急遽国内に入って流行るようなことがあったときは、厚生労働大臣の指定に基づいて指定感染症としての扱いをするということであった。

本法になってからは、重症急性呼吸器症候群（SARS）（2003 年７月）や新型コロナウイルス感染症（2020 年２月）がある。

　これまでの分類の詳細は他の成書に譲るが、一例として、１類にエボラ出血熱があり、HIV は５類にある。これは、感染した後の死亡などに関しては、今のところエイズ発症後に確実に治癒にいたる特効薬はない。発症をほぼおさえるもの、遅らせるものはあっても完治させる治療はないのだ。にもかかわらず、なぜ５類かといえば、国内での発症数や感染率の違いなども考慮するからである。例えば患者の血液が付着した注射針を腕に落とした、それによって感染する率が HIV であればおそらく何百分の一程度だろうといわれている。エボラ出血熱に関しては注射針に血液が付着したものが腕に刺されば、高い確率で感染するといわれる。それで 50 ～ 80％の死亡率の疾病となれば、これは恐い。このようなことも分類の要素ととらえるべきである。なお、2014 年にはギニアをはじめとしてエボラ出血熱が流行し、日本にも危険がおよぶ等、大きな問題となり、その危険はまだ去ってはいない。

　また、３類感染症のいわゆる O-157、これは日本では注意を促す必要がある。最近では毎年のように発生し、今後も何百、何千人という単位で発症することが予想されることから、おそらく食品の保存や衛生に対する考え方にも大きな変化を与えるものとなるだろう。

　そして、５類である MRSA だが、R は「レジスタンス＝（抗生物質に）抵抗する」と解する。もともと MRSA というのは黄色ブドウ球菌であり、何十年もの間に駆逐されてはまた耐性を持って甦ってきたものである。1980 年代の前半くらいに抗生物質が感染症を制圧したという宣言もあったが、数年後、MRSA

の登場で覆った。MRSA は非常に弱い菌で、通常の繁殖をしているときには他の強い菌に押され、繁殖する範囲はひろくないといわれる。しかし、手術後など、医療現場で抗生物質を多用することにより、耐性菌となってしまった。いくら弱い菌でも、体内で繁殖してしまえば、容態が急変したときにはもう手の施しようがないこともあり、死に至ることさえ出てくる恐さがある。

そして MRSA を始め今の耐性菌が、抗生物質の乱用によってなされた問題であることはほとんど通説となっている。現在、この MRSA を押さえ込む抗生物質としてバンコマイシンなどがあったが、実はそれも乗り越えてくるものが出てきてしまった。すなわち、バンコマイシン耐性腸球菌（VRE）である。すでに日本でも、この VRE による被害が出始めている。これがひろがると今のところ効くものがないのである。

そして 2014 年 WHO は 114 の加盟国のデータから、黄色ブドウ球菌等の 7 の細菌について、従来は効果が見られた特定の抗生物質が効かなかった例を報告している。

乱用を防ぐために抗生物質の投与を保険医療からはずした北欧の国もあるほどである。これは、保険で使うから多用するのであり、保険適用をはずしてしまえば医療機関も患者も使いづらくなるからである。確かに、耐性菌が減少したそうだ。ただ問題が起こった。今の医学教育では抗生物質を使わないで治せるという医療になっていないからである。つまり 100 年前の医療に戻れといわれていることになり、医療現場が混乱したそうである。耐性菌を減らすということはできたのだが、医療自体がストップする。日本も他人事ではなく、注意が必要である。

そして 2019 年頃から世界にまん延した新型コロナウイルスの脅威は終焉というよりも、これからも共存を強いられそうだが、さらに近年では国内に梅毒が増えてきていることも気になるところである。

6 医師の届け出等情報収集と公表

医師の届け出等情報収集と公表は、情報公開について個人情報の保護に留意するようにはっきり書かれている。また医師からの情報収集は、感染症のひろがりをみるために 1 〜 4 類感染症及び新型インフルエンザ等感染症または無症状病原体保有者及び新感染症にかかっていると疑われる者の患者については診断後ただ

ちに、5類感染症の患者（厚生労働省令で定める5類感染症の無症状病原体保有者を含む。）については診断後7日以内または直ちに届け出るなどを定めている。。報告するように義務づけている。しかし、そうやって集めた情報についての公開は個人情報の保護に留意しなければならないと、第16条に明記されている。これはいわゆる倫理や一般常識ではなく、条文に書かれたということは法的な保護に入っているということが確認できる。

　次に、健康診断、就業制限および入院について、特に入院というのは、いわゆる隔離を指す。ただし、現在は多くの病院で隔離という表現はせずに、特別病棟などといい方を変えていると思う。それは患者への配慮がいるからである。

　昔であれば、らい（ハンセン）病や結核の患者も身近にいたのだろうが、最近の日本人は、特に病気慣れしていないように思える。清潔願望が強くなり、初期のころのHIV感染者の例では、アメリカでも日本でも血友病の子どもなどが感染者とわかった時点で、小学校や幼稚園ではっきりと拒絶したところもあったという。このようなことはやはり、国民に対して情報の提供がないからである。HIVなどはそう簡単にうつるわけではない。感染経路が性行為、血液交換および母子感染などに限られ、日常生活で感染する可能性はまずない。性交渉でさえ何百分の一の確率でしか感染しない。母子感染も、母親が陽性、エイズウイルスを持っているからといって、必ずしもその胎児すべてが感染しているわけではない。

　それにもかかわらず、初期には、アメリカでも日本でも医療機関さえ弱腰だった。病棟クラークさえ逃げてしまい、食事なども主治医がもっていくしかなかったという。

　アメリカでは、家族が感染したといわれた患者の荷物を全部焼き捨ててしまい、手紙を送ってきて、もうあなたとは家族ではないというようなことまで行われたと聞く。また、まだ記憶に新しいことと思うが、日本でも拠点病院を申し合わせたときに、実際に手術が必要な感染者が出てきたら、拠点病院自体がまだ受け入れられないと断ったこともあった。

　スーザン・ソンタグが書いた『隠喩としての病』という本があるが、しばらく前にエイズの章を書き足して新しい版を出している。そのなかで、もともと病気に対してよけいな比喩的な表現がたくさんついていることを指摘している。例えば癌について、19世紀の終わりから20世紀にかけては、癌がうつるとまで思わ

れていた。そうすると、癌でうつるかもしれないという、余計なメタファー（隠喩）をつけられてしまった患者たちは、本来の疾病以外にそのような誤った目も否定しなければならない。それはすなわち、差別や偏見である。これは無知という知識不足から起こるのである。相手を理解していないからであり、それが今の感染症にもずっと起こっている。HIV についてもハンセン病についても同様である。だからこそ、情報公開は大事であるが、個人情報に関しては非常に慎重な態度が必要である。

近年の新型コロナウイルス感染症の入院も当初は誹謗中傷を受けたり、過去の繰り返しに見えたことは、法の規制というより人としての倫理観があまり変わってないと感じられないことは苦慮すべきことである。

Ⅱ　予防接種法

1　予防接種を行う疾病

予防接種を行う疾病として、その発生および蔓延を予防することを目的として、予防接種法の定めにおいて接種する A 類疾病は［ジフテリア・百日せき・急性灰白髄炎・麻しん・風しん・日本脳炎・破傷風、結核、Hib 感染症、肺炎球菌感染症（小児がかかるものに限る）、ヒトパピローマウイルス感染症、新型インフルエンザ等感染、指定感染症又は新感染症であって、その全国的かつ急速なまん延により国民の生命及び健康に重大な影響を与えるおそれがあると認められる疾病として政令で定める疾病、その他人から人に伝染することによるその発生及びまん延を予防するため、又はかかった場合の病状の程度が重篤になり、若しくは重篤になるおそれがあることからその発生及びまん延を予防するため特に予防接種を行う必要があると認められる疾病として政令で定める疾病］をいう。

この法律において B 類疾病とは［インフルエンザ、新型インフルエンザ等感染症、指定感染症又は新感染症であって政令で定める疾病、その他個人の発病又はその重症化を防止し、併せてこれによりそのまん延の予防に資するため特に予防接種を行う必要があると認められる疾病として政令で定める疾病］をいう。

そして個人の発病またはその重症化を防止し、併せてその蔓延防止のために予防接種するのが B 類疾病［インフルエンザ］である。特に 2003 年末から 2004 年と 2008 年末から 2009 年にかけてはインフルエンザの大流行が問題となった。

2019 年からの新型コロナウイルス感染症の流行期にはインフルエンザは下火になっていたが、新型コロナウイルス感染症が落ち着いた 2023 年以降はまた流行の兆しが見えている。

2 定期の予防接種

これは、市町村が期間を決めて行うということで、変化はない。予防接種を行うことは義務づけられているが、対象者、つまり受ける側については、1994 年から「予防接種の対象者は接種期間内と指定期日に受けるよう努めなければならない」(勧奨接種)という努力規定に変わった。以前は義務規定であったことから、定期の予防接種は必ず受けなければならなかった（義務接種）。そして予防接種には禁忌者を発見する、つまり接種してはならない人、アレルギー体質や熱がある人などには接種を取りやめるようにしていた。要するに、予防接種は菌を植えつけることに変わりがないため、体の調子が整っていなければ、それ自体で疾病を併発する可能性が出てくる。しかし法改正以前には、予防接種を受ける際に、義務であるにもかかわらずあまり明確な問診はなされていなかったともいわれる。

もちろん心ある医師、真面目な医師は、予防接種を受けて気持ち悪くなったことはないか、熱が出たことはないかとか聞いてくれる。しかし団塊の世代から昭和 40 年代までに出生した世代は人数が多かったため、当番医などは義務的に応じている医師も少なからずいたようである。なかには本当にきちんと問診する医師もいるのだが、大方が流れ作業的に接種を行っていた感がある（自己の体験ではそのようであった）。

3 被害救済の制度

このような状況では事故も起こる。もちろん問診したからといって事故が起こらないわけではないのだが、事故が予想以上に多発した。下半身不随やなかには死亡事故も起こっている。その後 1992 年に東京などで集団訴訟の判決があり[1]、

国側が負けた。

　事故による被害については、給付の種類と額が決められている。ということは、それだけ事故が多かったということである。しかも接種が義務であったことから、行政側としては裁判に負けたことをひとつのきっかけとして、接種義務を努力規定に法改正したのだといえる。

　行政側からの法改正の主な理由とされたのは、ほとんど多くの疾病は発生数が減少したことであった。国をあげて予防接種して防がなくても、疾病数自体が減っているからという認識で努力規定に変えたと説明がされている[2]。しかしその反面、いずれ予防接種をしなければならない時代がくるはずだと関係者などは接種率の大幅な減少を危惧しているようだ。

　つまりわれわれの社会が何十年もかけて減らしてきたものを、まったく無防備な状態に戻してしまったのである。しかも、免疫力が昔より上がってはいない、むしろ下がっているといわれている。したがって、また感染者は増えていき、結局予防接種を強制せざるを得ないことになるのかもしれない。

　そして、2007 年に 10 代及び 20 代前半を中心とした年齢層で麻疹が流行し、高校や大学において休校等の措置がとられたことは、まだ記憶にあるところである。

4　臨時の予防接種

　都道府県知事は、疾病の蔓延防止のために必要があるとき、接種を受ける者の範囲、期日を指定し、予防接種を行うことができる。また、市町村長に指示して実施させることもできる。

5　接種禁忌者の発見

　接種禁忌者の発見に関しては、発見に努めるよう明文化されている。それは、接種前、被接種者に問診、視診または聴打診を行い、被接種者が現に疾病に罹患しているか、健康状態が接種に危険であると診断した場合には、接種を行ってはならないとしている。

Ⅲ 感染症と患者の人権

　ここで「感染症法」と関連して、人権の問題について述べる。すなわち、薬害エイズの問題と「らい予防法」の問題である。これは「らい予防法」が1996年になくなり、その予防法自体が1999年の4月から改正された「感染症法」に取り込まれた、いわゆるエイズ立法と呼ばれる「後天性免疫不全症候群の予防に関する法律」の下敷きになったのではないかといわれている。予防法規の、あまりよい面ではないところを背負ってきた法律の代表的なものだった。その両者のなかの問題点、特に「らい予防法」に関しては、法律自体がないためそれがどういうものであったかを含めて載せた。以下、「らい予防法」のハンセン病患者とHIVの人たちに対する人権問題や差別的な対応について述べる。

1 らい予防法

　「らい予防法」については平1996年3月末をもって廃止されているが、らい病というのは近代日本になる以前からあった病気である。ハンセン病という名前になるのは明治以降で、ノルウェーの内科医だったハンセンがミコバクテリュウム（らい菌）を発見した後に、「ハンセン氏病」という名前になり、後にハンセン病となった。ハンセン病はもともと遺伝病だとされ、家系の問題、あの家の出身であるからこそといういわれ方をされていた。これは「病マケ」といったのだが、ある一定の家庭内からその病気が頻出することを呼んだ。「肺病マケ」というのは結核、「ドスマケ」といわれたのがハンセン病だった。これは病気と偏見の歴史が長きにわたり、19世紀の結核と同様であった。

　結核は、19世紀の終わりでは死の病といわれておそれられていた。要するにうつるということから、それがある家系で遺伝しているようないわれ方をされ、その家族がいわれなき差別や偏見を受けた時代があった。今世紀の初頭の「病マケ」は癌で、うつるともいわれたことがあり、家族さえが癌患者の荷物を焼き捨ててうつらないようにしたという時期もあった。

　近年ではエイズの問題があるが、その前に日本は明治期から、ハンセン病の患

者は疾病以外の偏見と差別まで背負わされてしまった。血族内の遺伝だと、ドスマケといわれ、その家の人間はハンセン病になる危険性があるから近づかず、「通婚忌避」（婚姻を避けるということ）までが行われた。つまりは婚姻（結婚）をして子どもができれば、その家系にも遺伝がうつってくると考えられていたのだ。

　それが明治になってミコバクテリュウムが発見された段階で、これは遺伝ではなく伝染病（感染症）だとわかった。すると明治政府はその情報を国民に伝えた。意図としては、「遺伝ではないのだからその家系の人間は必ずしもハンセン病になることはないのだ」ということであった。しかし、結果としてはあまりよい方向には向かなかった。遺伝ならば婚姻して子どもができなければ、自分の家系にドスマケなるものが起こることはないが、伝染であれば近づくのも嫌になるわけである。結局はよけいに偏見や差別を生んでしまうことになった。そして、明治40年「癩予病ニ関スル件」という旧「らい予防法」が施行され、この段階で患者は療養所に収容されていくことになるが、その背景には、もちろん治療目的もあったが、社会から隔離するという側面が強かった。その裏面にあったのが、おそらく富国強兵政策を推し進めた明治の風潮である。らい病というのは皮膚や末梢神経が侵される病気で、重度になると手足顔などの変形を生む。そのような患者を外国人にみられることで、先進国とみられなくなることをおそれた一面もあったかもしれない。そして、患者の人権が十分には守られていないことは当時からいわれていたが、国策重視のなかに人権が沈んでいったといえる。

　このような中で患者同士の婚姻を認めたということがある。若年層に出る病気のため、いわゆる家族に会いたい、恋人に会いたい、友だちに会いたいと逃亡するのを防ぐために、同じ患者同士で恋愛し婚姻することを認めたのである。そのかわり幼少時の接触でうつるのであれば子どもをつくることはままならない。したがって、男性のパイプカット、もし妊娠した場合は強制的に中絶するということを行っていたという。ただしこれを法的に考えれば、明治時代すでに刑法は中絶を禁止している。当然違法行為なのだが、当時の療養所で行われた中絶行為において医師が訴えられ罪を負ったという報告は聞かない。したがって、療養所内は違う国の法律が動いていたといわれているくらい[3)]、いわゆる所長を中心とした別の体制で、患者たちは組織され統轄されていた。

　第二次世界大戦が終わったころにはプロミンという新薬ができ、ほとんどの患

者が無菌治癒状態になった。無菌状態にあるならば他人にうつす可能性もなく、これ以上療養所に入れておく必要もない。当然ながら開放されるべきだったのだが、そうはならなかった。

その後1953年に、1996年まで続く最後の「らい予防法」が施行されたが、内容に変化がなかった。また、1956年に行われたローマの「ハンセン病患者の保護および社会復帰に関する国際会議」では、すでに治癒することがわかっている以上、偏見・差別を伴うような法規の禁止、待遇の改善その他がうたわれて、日本も準ずるかたちになるはずだが、残念ながら法改正は見送られてしまった。しかし、国際的な非難を浴びたことから、その対応として法規の解釈と行使について緩めた。

その法規の中心として、患者の国立療養所への強制入所がある。まず、この入所規定は、らいを伝染させるおそれがある患者の場合、または予防上必要であると認めれば入所を勧奨する。それで応じない場合は入所を命令する。それでも応じなかったらこれは強制入所させる。要するに、らいを伝染させるおそれがあると目をつけられてしまえば、どのような段階においても国立のらいの療養所に入所することになってしまった。

もうひとつは、外出の制限としてまず、親族の危篤、死亡、罹災、その他の事情で所長が許可したもの以外は認められなかった。また、法令によって療養所外へ出頭する場合、例えば裁判の証人であるとか、法令としての特約がある場合も外出が認められたが、しかしやはり所長の許可が必要であった。通常、法令上出てくる場合についてまで所長の許可がいるというのは囚人ではなく患者である以上、人権に十分な配慮がされているとはいえない。そして、この外出の制限が緩められたということである。つまり、それまで外出の許可がいるものだったのが、患者が割と自由に療養所を出入りできるようになったのである。これは国際的な非難に対して、閉じ込めておくことができなくなったからであろうことは前述した。しかし、これは法律が変わったわけではなく、単に見逃しただけである。つまりは、何かあったらいつでも取り締まれるということである。

法律上では外出禁止であり、罰則が拘留、科料と存在する。これは刑事罰であり、犯罪扱いという内容を持つことになる。ハンセン病の患者は、外出しただけで犯罪になる。これは明らかに人権としては十分な配慮がなされているとは考え

られず、後々まで差別や偏見を呼ぶことになったのである。1989年に昭和天皇が亡くなったとき、恩赦について4大新聞を初め、このような部類の刑や罰則が恩赦の対象になるだろうという予想を発表した。そこに当時のらい予防法の15条・外出制限の罰則が出てきた。通常で考えれば、恩赦が受けられるのであれば文句はなく、罪を消してくれるということになる。しかし予想の報道がされた段階で、ハンセン病患者またはその支援団体は恩赦の候補からはずしてほしいという要望を出した。理由としては、実質的に外出禁止が緩まっていることから拘留されている人がいないことがあった。しかし、それはあまり問題ではなく、一番の問題点は、国民全体が外出禁止規則の存在を知った場合、全国民にわざわざハンセン病患者は許可なく外出しただけで刑事罰の内容で罰則が課せられていることを知らせることになる。そうなれば、ハンセン病はそんなにおそろしい病気なのかと、今まであまり意識していなかった人まで偏見や差別を感じてしまう。だからこそ、よけいなことはしてほしくないということであったのだ。

　そして、この法律は実際にここで内容が終わる。つまり入所規定と外出の制限が載っているが、この法律には退所規定がない[4]。らいの療養所というのは、入所したら死ぬまで出られない。そのような法律であった。

　これが1996年の3月末まで続いた。近代、現代日本が持っていた予防衛生法規のなかでも最も批判が多く、世界中から非難を浴びた法規である。それを下敷きにして平成元年にいわゆるエイズ法（後天性免疫不全症候群の予防に関する法律）がつくられたという話もあるが、やはり同じように患者側の保護については十分な配慮がなされない法律だった。そして1996年に「らい予防法」はなくなり、1999年3月31日で「後天性免疫不全症候群の予防に関する法律」は消え、「感染症予防法」として新たな法律となった。その前文にはハンセン病と後天性免疫不全症候群（エイズ）の患者への差別や偏見への反省が述べられている。

　これがハンセン病の歴史の流れだが、廃止の理由は以下のようになる。

　1994年に国立ハンセン病療養所の所長連盟が廃止を求める見解を出した。これは画期的ともいえ、要するにこれまで患者側を統制する最高責任者であった所長連盟が、現状からみて患者を療養所に入れておく必要があるのかと、廃止を求めたのだ。そして翌年日本らい学会が、同様に廃止を求める見解を出した。このときも声明を出したのだが、それまでこの「らい予防法」の廃止を唱えなかった

ことに対して自分たちに非があったことを認めた。ハンセン病の最高権威である学会が、自分たちでその対象である疾病やその法規に対する見解が誤っていたとし、極端にいえば今までの自分たちの活動を否定したということである。それが結局行政を動かし、翌 1996 年の通常国会で廃止するという決定がなされた。

しかし、実はまだ療養所に多くの患者が残っている。国が、絶対隔離政策を違憲と判断した熊本地裁判決を受け、2001（平成 13）年 12 月 25 日、ハンセン病問題対策協議会において、「13 の国立ハンセン病療養所入所者が在園を希望する場合には、その意思に反して退所、転園させることなく、終生の在園を保障するとともに、社会の中で生活するのと遜色のない水準を確保するため、入所者の生活環境及び医療の整備を行うよう最大限努める」ことを確認したからである。2022 年 4 月末現在で全国 14 か所の療養所で約 810 人、平均年齢 87.9 歳が入所している [5]。

一度植えつけられた偏見や差別をすんなりと追い出すことが周りの人間もできなく、患者側もそのような社会で暮らそうといっても難しく、近親者がいない患者や近親者がいても絶縁状態の者も多いのが現状である。そして、2003 年には熊本県のホテルが元患者の宿泊拒否をしたことが大きな話題となったことからも、社会的な偏見が解消されたとはとても考えられない。隔離政策もなくなり、療養所に入っている必要性などはとうになくなっている。しかし、今でも保護（福祉）政策的に使われている療養所を終の棲家としようとしている方たちがいる。それが元ハンセン病患者の歴史と現状である。

2　薬害エイズ

薬害エイズについては、HIV 感染としてわが国特有のことといわれた。血友病（ヘモフィリア）の患者は 4000 ～ 5000 人だといわれているが、その患者に対しての血液製剤輸液の感染問題だった。これは血液自体の輸血ではなく、凝固因子の成分だけなので、輸液となっている。血友病自体、血液凝固因子の先天的な欠乏による、多くは男性に発症する病気である。もちろん確率的には女性の発症する可能性はゼロではない。2022 年の調査では、血友病 A（血液凝固第 VIII（8）因子が不足）で男性患者 5,151 人、女性患者 94 人、血友病 B（血液凝固第 IX（9）因子が不足）で男性患者 1,100 人、女性患者 38 人と女性患者も計 132 人確認され

ている[6]。そして根治治療はなく、一生凝固因子の投与を続けることになり、非常に不便だったという。それが自己注射が認められて以降、血友病の患者の生活に光がみえた。自分の時間で注射ができるということは、無謀なことをしないかぎり通常の生活は一般人とさほど変わりなく送れるからである。

しかし、主にアメリカから輸入していた血液製剤にHIVウイルスが混入したという。アメリカでは感染から発病があり、賠償まで行われていた。1982（昭和57）年には危険性が示唆され、アメリカは半年後、翌年の3月くらいには加熱製剤に切り換えていたのだ。日本はそれから2年4か月遅れている。普通はアメリカで危険とされ止めたのであれば、2年4か月の間はできるかぎり加熱製剤を入れて、足りないところは検査をしつつ、非加熱製剤を仕方なく使うというはずである。ところが、前年までの数倍の量を一気に輸入し、2年4か月経った後も回収していない。したがって、1985（昭和60）年を過ぎて以降の感染者も結構いる。だからこそ原告団は、過失ではなくて殺人罪として訴えたのである。

結果的に、平成元年から損害賠償の訴えが始まり、1995年に国側の行政責任が認められ、翌1996年に東京と大阪の地裁で和解が成立した。それなりの保障がなされたが血友病の患者の約半数がHIVに感染し、訴訟中に亡くなった原告もたくさんいる。このような点で、やはり今後の継続的な対策が必要といわれてきた。そして、二度と繰り返さないように恒久対策が求められた。

しかし、未提訴の患者がまだまだいる。つまり裁判を起こすということはなんらかのかたちで人目に触れる可能性が高く、マスコミも取材に来るかもしれない。なかには、自らの感染をひた隠しにしている人もいる。家族や配偶者にもいえず、当然会社にもいえないという人も存在する。また、血友病以外の感染者、肝臓病や新生児出血症で同じく血液製剤の使用からHIV感染した人々の対策も同様に必要である。

1998年11月よりインターネットなどでHIV診療支援ネットワーク、A-netを試験運用し（1999年12月より本格運用）、それを通じて日本中のエイズの拠点病院を結びエイズ患者の人たちの情報交換をしている。

感染症の患者と予防衛生法規の歴史は、必ずしも十分な対応ができなかった時期や分野があったことは事実である。だからこそ、今後の医療や福祉、そして行政が国民とともによりよき体制をもたらすよう努力することが望まれる。

註

1 ）東京高裁平成 4 年 12 月 18 日判決。

2 ）西埜章・予防接種と法、一粒社（1995 年）58 頁以下。

3 ）島比呂志・らい予防法の改正を（岩波ブックレット No.199）を参照。

4 ）島比呂志・らい予防法と患者の人権、岩波書店（1993 年）16 頁以下。

5 ）NIID 国立感染症研究所 HP（ハンセン病研究センター 2023 年 6 月 14 日改訂）より。

6 ）公益財団法人エイズ予防財団：血液凝固異常症全国調査令和 3 年度報告書，2022 年 4 月より。

>> 第6講　医療契約―医療従事者と患者の権利関係―

Ⅰ 医療契約の概要

1 医療と契約

現在、一般的には医療は契約（医療契約）に基づくという理解がなされているが、昭和30年代ぐらいまでは、医療が契約に基づく行為であるという考え方は一般的ではなかった。しかしその当時であっても、もともと医療というものは契約に基づくものであり、その契約内容を行うよう求めること、またはそれについてトラブルが起こった場合、金銭的賠償を求めることなどの根拠となっていたのはもちろんである。そして医療の責任所在を明確にすることが医療契約という考え方であった。このことをひろく国民が理解するようになるのは、昭和30年代以降である。そのきっかけとなったのは国民皆健康保険制度で、これによって国民全体が医療を受けることができるというムードがひろまり、そして契約関係が表に出てきたという経緯がある。

その契約内容であるが、現在、患者中心の医療へと変化しており、権利関係も患者中心の権利関係という考え方になってきている（医師中心から患者中心に徐々に変化している）。

法的なかたちとしての権利関係は、「患者が医師または医療機関の開設者から、医療の給付を受けたいとき、医療側と結ぶものが医療契約」となっている。この場合の患者とは、医療の恩恵を受けるものすべてということであり、健康診断などで治療に関しない場合も患者という扱い（医療契約）である。そして、医師または医療機関の開設者というのは、個人病院の場合は医師自身（医師自身が開設者として）、大学病院や大規模な病院などであれば開設者との間に結ばれた契約と解されるのが一般的である。

2 双務契約

医療契約が結ばれて初めて、患者と医師の間双方に権利義務関係が生まれ、医師には診療する義務が、患者は報酬支払義務が生じるとされている。このように双方に権利義務関係が生まれる契約を双務契約という。

　この双務契約は、通常、患者からの申し込みと医療側の承諾の合致によって成立する。しかし、医療契約による申し込みは医療の性質上、申し込み時点で内容が確定していないものがほとんどである。したがって、概括的（内容が必ずしも明確ではない）な申し込みとなる。

　医療契約による申し込みの方法であるが、患者の明示・黙示（口頭、書面以外の黙示的な申し込み）を問わず、診療を受ける意思で来ているか、またはその必要があれば足りるものとする。一般的には、受付窓口に診療カードや申し込み書を提出するか、口頭で申し込む場合がほとんどであるが、緊急時にはその必要さえない（一般の民法の契約としては典型的な形態となっていない）。また、保険診療の場合、保険証の提出が必要となるが、緊急やむを得ない場合にはその提出がなくてもよく、後で提出することも可能となっている（かかりつけ医の場合は、法的にはともかく早急の提出を承諾することで診療を受けられることが一般的な対応である）。

3　医師の承諾

　一方、医師の承諾についても、患者の申し込みと同様、概括的なものとされている。診察や検査をしている段階は、すでに医療契約が結ばれている段階となるが、申し込みと承諾がほぼ同時になされる以上、概括的な承諾が一般的である。

　医療契約設立の当初においては、当時の医療水準に即して、患者の訴える病的症状の医学的解明と治療を行うことを目的とする申し込みと承諾がなされるものとみることができる。

Ⅱ　医療契約の法的性質

1　準委任契約と請負契約

　医療契約は、医療の性質から、準委任と解する説と、請負とする説、または委任と請負の混合契約と解する説など多数ある。しかしほとんどの場合、準委任と請負の2つに絞ってよいといえる。そして現在では、判例からも準委任契約が医

療契約の通説と解することが妥当とされてきている。

　ここで、委任契約については、「民法」に「第643条（委任）委任は、当事者の一方が法律行為をすることを相手方に委託し、相手方がこれを承諾することによって、その効力を生ずる。」という条文がある。つまり、委任契約というのは法律行為である。しかし、医療行為というのは法律行為ではない。例えば単純なかたちでいえば、その行為によって権利義務関係が生じるわけではない。権利義務関係に基づいて医療行為はするけれど、その行為自体に権利義務関係は生じない。したがって法律行為ではなくて、事実行為にすぎない。となると委任ではないということになる。「民法」にはさらに準委任ということが規定されていて、「第656条（準委任）この節の規定は、法律行為でない事務の委託について準用する。」とある。つまり、法律行為以外の場合は準委任といい、医療行為の契約関係をみる場合は準委任契約ということになる。

2　善管注意義務

　ではなぜ準委任契約になるのか。つまり、委任のうち法律行為ではない事務を行う場合というのが準委任であるから、委任で考えればいいのだが、「民法」に、「第644条（受任者の注意義務）受任者は、委任の本旨に従い、善良な管理者の注意をもって、委任事務を処理する義務を負う。」とある。受任者として請け負った側（医療側）は委任者（患者側）の本旨に従い、すなわち患者側がみてほしいという内容に従って、善良なる管理者の注意義務（これを「善管注意義務」と略している）をもって委任事務を処理する義務を負う。この委任事務だが、事務という言葉に惑わされないでほしい。これは普通の会社でいう事務とは異なり、この場合は委任された仕事そのものを指す。であるから医療を請け負っている場合、委任事務の事務とは医療行為を指すのであって、事務局の手続きのみを指すわけではない。したがって、患者側から申し込まれた必要な治療、診察、検査を処理する義務を負うという意味になる。

　「民法」の648条第1項には「受任者は、特約がなければ、委任者に対して報酬を請求することができない。」と書かれている。つまり必要経費以外、委任契約の場合は原則として報酬を得ることがない。しかし、報酬支払義務があるという医療契約で、報酬支払がないといっている委任はおかしいのではないかという

いい方もされている。したがって、ここでも医療契約をそのままずばり「民法」の条文にあてはめるのは、やはり難しい。もっとも保険診療の場合は診療報酬額があらかじめ厚生労働省により定められていることから、あらかじめ特約があるとの見方はできる。

　また、契約内容を委任者から委任される。委任された事務は、いわゆる医療行為であるが、これを善管注意義務に基づいて処理するという義務を負うわけである。

　また、義務を負うというが、処理する義務しか負ってはいない。つまりは事務を完成させなければならないという義務ではないのだ。したがって、委任（準委任）というのは善管注意義務に基づいてきっちり仕事をして完成することを必ずしも目的とはしていないわけである。なぜなら、医療を考えた場合、治せないものもある。しかし、治せなくても、どうして治せないのかということに疑いが持たれない水準まで治療ができればいいわけである。ミスがあったのではないか、手を抜いたのではないかといったことがないかぎり、治らないものがあっても委任事務を適切に行ったことになる。

　もうひとつの請負契約については、もし医療を請負と解すると少し問題が起こってしまう。「民法」では「第632条　請負は、当事者の一方がある仕事を完成することを約し、相手方がその仕事の結果に対してその報酬を支払うことを約することによって、その効力を生ずる。」と書かれている。

　こちらは報酬という言葉が出てくるから、いいのではないかという考えもある。しかし問題は、その仕事の結果に対して、とあることである。つまり完成することを約し、相手方がその仕事の結果に対してといっている。完成することを約すということになると、医療では治癒できない疾病などもあり、難しくなることを前述した。すなわち、末期癌であるとか発病した後のエイズをどうにか治癒してくれといわれても、現時点では対応できない。しかし、治せなかったら契約義務違反とされるには無理があるわけである。したがって、請負は今のほとんどの医療にはなじまないと考える。

3 「手段債務」と「結果債務」

「手段債務」と「結果債務」であるが、これは前述の準委任契約説と請負契約説の差異であり、その診療の「結果」に対する見解の違いである。準委任契約は、委任された事務を処理すればよく、当時の医療水準に従い善良な管理者の注意（善管注意義務）をもって医療行為を実施すること自体を内容とする「手段債務」である。しかし請負契約と解せば、請け負った事務処理の完成を目的とする「結果債務」となる。したがって、手術などもその実施自体を請負の内容とするならば、もはや請負ではなく、準委任の事務処理と同様と考えられる。

準委任契約は法律行為以外の事務を処理することを目的として「手段債務」となる。そして請負契約は受任行為の完成を目的とするため「結果債務」となるのだ。したがって、一般の医療は準委任と解することが妥当と考えられる。ただし、美容整形や義手、義足をつくる場合など、結果を必要とすることから、一定の明確な目的を持つ行為に関してだけは請負と解することもできるのである。

5 わが国の医療契約のまとめ

わが国の医療契約は準委任契約を通説として、一定の明確な目的を持つ美容整形などは請負契約と解することができる。ただし、学説の動向において、これまでの典型的契約関係では論じきれない部分もあることが指摘されている。例えば、臓器移植のドナーは医療契約になるのか、あるいは治療を目的としない検診（健康診断、人間ドック、脳ドック等）など、それぞれの特質から医療契約の内容や形式を検討する必要があるといえる。

Ⅲ　医療契約の内容

医療契約は、現在のところ私法上（民法）の契約と解した以上、民法の一般的契約法理に服するものとして以下に論じる[1]。

私法上の契約は、契約自由の原則から、その契約内容は自由に定めることがで

きる。ただし、内容は実現可能なものでなければならず、履行期までに確定することを要する。以上が満たされれば、公序良俗に反しないかぎり、すべて自由である。

[民法に規定される13の典型契約]
贈与、売買、交換、消費貸借、使用貸借、賃貸借、雇用、請負、委任、寄託、組合、終身定期金、和解。以上、典型契約または有名契約と呼ばれる。

1　医療者側の義務

　医療側の義務として、診療義務、各種証明書交付義務、守秘義務などがあるが、これは医師法のところで述べたとおりである。その他の義務としては、診療にあたり患者から受け取ったもの（前払い費用の残高、患者の身体から分離した手・足など）の返還義務、特殊医療契約や特約による義務などがあるとされているが、ここで特に問題なのは注意義務である。そして、医師は患者に対して、善良な管理者の注意義務（善管注意義務）をもって、その診療にあたらなければならないとしており、一般的には社会に有害な結果を発生させないように、一定程度の注意をなすべき義務であるとしている。この義務に違反して、医師や医療者側の過失になった場合、医師は注意義務違反によって、患者の生命・身体に危害を加えたということで、医療過誤の問題が生ずる。

　一般的注意義務と善管注意義務を分けて考える場合、一般的注意義務は自分のものを管理するときの注意義務と考え、善管注意義務は、通常人がその地位・職業・立場において、当然期待しうる注意を払うことを意味している。したがって、一般的注意義務よりもランクの重い責任義務が課せられていると考えればよい。

　この善管注意義務は医療行為だけの言葉ではなく、普通の法律のなかにも出てくる言葉であるが、医療の場合に有名になったのは、輸血梅毒事件の最高裁判決が契機となり、医療においては非常に高い注意義務の設定をしたことによっている。これについては医療の萎縮を引き起こすといういい方もされ、注意義務が高すぎることに問題があるといういい方をする人もいる。次に、輸血梅毒事件の概要を述べる。

2 **輸血梅毒事件** [2)]

　子宮筋腫の手術を東大病院で受けた女性が、術後の体力補強のために受けた輸血から梅毒に感染したものである。当時の医療界は、採血の際、紹介状や斡旋状を持っている者に対しては、健康状態をチェックする程度で実施し、そのまま輸血をしていた時代であった。感染した女性は、家庭的にも問題をまねくなど、身体以外の面でもかなりの被害を受けた。そして病院（国）側に対し、使用者責任（民法第715条）による損害賠償の訴えを起こし、「採血・輸血した医師が、採血の際に供血者に対し、梅毒感染の危険の有無の問診（問診義務）をしなかったことに過失がある」として、損害賠償を認めたものである。この医師の注意義務に関しては「医業に従事するものは、その業務の性質に照らし、危険防止のために実験上必要とされる最善の注意義務を要求されるのは、やむを得ないところといわざるを得ない」としている。そしてこの判決は、特に医師の問診義務に重点を置いたものであるが、訴訟の相手先が国ということもあり、被害者の保護を優先したという感が強いものとなった。この判決が、後も医師の注意義務違反の中心的な判例として動いていくことになるが、これがリーディングケースになってしまったことで、善管注意義務は医療者（医師）に対する高度な注意義務を位置づけたものとなった。

　また水虫レントゲン事件（最判44年2月6日、民集23巻2号195頁）についても、この判旨が引き継がれて、医師の医療行為に対する最善の注意義務を確認している。

　本来の善管注意義務は、通常人がその地位・職業・立場において、当然期待しうる注意を払うことである。ここでいう通常人とは、法的に独立した一個人として責任能力があるという意味の通常人である。そしてこれを高いレベルで決定づけたのが輸血梅毒事件である。

Ⅳ　医療水準

1　実践としての医療水準

　医療水準のレベルは、その時代の医療界の水準でみればよいわけだが、その水準自体をどのレベルにおくべきかが問題である。これには「学問としての医学水準」と「実践としての医療水準」の２つがある[3]。

　「学問としての医学水準」とは、研究水準もしくは学会水準で、初めて発見されたもの、一部の研究者などしか理解、実践ができないものなどをいう。しかし、これを一般臨床医全体の医療水準にするのは難しく、通常の医療水準とは「実践としての医療水準」の基準に従って行われるべきものである。

　この「実践としての医療水準」は、学問的な医学水準に何度も研究、修正が加えられ、学会で議論や発表がなされたものをいう。したがって、「実践としての医療水準」を形成するには、一般臨床医に診療の指針として認定される程度（医療従事者であればここまでできるという水準）の浸透が必要である。これについては、未熟児網膜症訴訟事件の判決[4]が重要なポイントを占めている。

　このなかで医療水準とは、その当時の医療水準を考えるべきであることが明確になっている。それまでは免許を取得すればすべて同じであると考えられていたが、そうではないということが、最高裁判決の昭和63年1月19日、伊藤正己裁判官の補足意見で示されている。この補足意見は、現在の医療水準の考え方の論拠となっている。

　すなわち、「医療水準は、医師の注意義務の基準となるものであるから、平均的医師が現に行っている医療慣行とでもいうべきものとは異なるものであり、専門家としての相応の能力を備えた医師が研さん義務を尽くし、転移（医）勧告義務をも前提とした場合に達せられるあるべき水準として考えられなければならない。そして、このような医療水準は、特定の疾病に対する診療にあたって医師の注意義務の基準とされるものであるから、当該医師のおかれた諸条件、例えば、当該医師の専門分野、当該医師の診療活動の場が大学病院等の研究・診療機関であるのか、それとも総合病院、一般診療機関などのうちのいずれであるのかという診療機関の性格、当該診療機関の存在する地域における医療に関する地域的特

性等を考慮して判断されるべきものである」としている。また、医療水準にはさまざまな段階があり、「全国一律に絶対的な基準として考えるべきものではなく、前記の諸条件に応じた基準として考えるものである。」とした。

2　三宅島緑内障誤診事件 [5]

　次にすべての医師が同じ注意義務を負うのかという点について、三宅島緑内障誤診事件を例にとり、考えることにする。

　この事件は離島で起こり、しかも緑内障であってこれを診断した医師は産婦人科の医師であった。

　医師の診療における注意義務は善管注意義務と解され、特に戦後は「輸血梅毒事件」「水虫レントゲン事件」などの判決から、高度な注意義務が医師に課せられるようになった。その注意義務の内容としては、「水虫レントゲン事件」の判決から「診療当時の医学的知識」に基づくものとされ、「未熟児網膜症事件」でも「臨床医学の実践における医療水準」として継承された。つまり医療水準というのは、その当時の医療現場の実践、臨床の水準であるということをいっている。

　そして本件としての問題点は、専門外の医師が診療にあたった場合でも同様の注意義務を負うのかである。従来の判例では、辺鄙な場所で他に専門医がいなかったり、緊急やむを得ない場合など、「特段の事情があった場合」は別として、医師が専門外であってもその診療を実施する以上は専門医としての注意義務が要求されてきた。

　つまり原則的には、非専門性による軽減はなく、特段の事情があった場合のみ注意義務の軽減が認められる。この三宅島の判決で不思議なことは、判決文のどこにも三宅島が辺鄙であるという特段の事情に触れていないことである。また、専門医という法的な制度はなく、医師が法定の診療科名のなかから自由に標榜しているだけである。しかし現在では、医師の多くは専門性を明らかにして診療を行うことが多い。この専門性が患者の信頼利益を保護するときに問題になってくるのである。すなわち、「患者の信頼利益を保護するには専門医としての診療科名標榜に注意義務の基準をおくことは実質的かつ必要なことと考える」のである。

　これは前述の伊藤正己裁判官の考え方と合致するものである。したがって、流れとしては、医師はすべて同じだという注意義務から、専門性に応じた注意義務

に変わってきたことになる。専門以外の診療をする医師が、そのことを患者側に告げ、自らの技量以上の診療は転医を進めるなどの処置をするならば、それ以上の責任を負わないことが考えられることになる。

　医師の専門性、病院の大小、医療機関の性格について、また地域の地方性の問題も含め、医療水準を考える。つまり医療水準とは全国一律ではなく、その諸条件で変わるということが現在の考え方になりつつある。

3　患者に対する守秘義務

　守秘義務は医療契約から直接的に派生するものではなく、当然行うべきものである。

　患者は、医師などの医療従事者は患者の秘密を守るものとの信頼から、通常の人に話すことのない自らの情報を提供するものである。したがって、この信頼を裏切ることがないように法として保護する必要がある。

　この守秘義務で、特に重大な秘密を扱う者については、「刑法」134条によって医師、薬剤師、医薬品販売業者、助産師、弁護士、弁護人、公証人またはこれらの職にあった者（職を辞した後も）が、正当な理由がないのに、その業務上取り扱ったことについて知り得た人の秘密を洩らしたときは、罰則を課している（本条は親告罪である）。これ以外の医療従事者でも、各条文において守秘義務が課されている。

　なお、守秘義務の「秘密」とは、一般に知られていない事実であり、他に漏れると本人の不利益になるものであるが、病状に関する事由に限定されるものではない（家庭の事情や個人のプライバシーに関することすべてを含む）。また、「秘密」を記載した書面（カルテなど）を他人が閲覧できる状態で放置したりする不作為も守秘義務違反に含まれる。

4　患者側の義務

　患者側の義務としては、「診療報酬支払義務」および「診療協力義務」がある。例えば、診療途中に診療に来なくなった患者に対しては、医師の責任は問えないものとなる。ただし、一度は通知などで診療に来ることを促すなどの措置を講ずることが必要である。

5 医療契約の終了

　医療契約が準委任契約と解するならば、委任契約に準じて、当事者の都合でいつでも医療契約を終了することができる。ただし、やむを得ない事由がなければ、相手方の不利な時期に委任を解除するときには損害賠償をしなければならないとされる。また、医師は診療義務があることから、患者に対する契約解除は正当な事由がないかぎり制限を受けるものである。

　医療契約が医師側の事情で終了する場合は、開業医では医師の死亡、および成年被後見人、被保佐人となった場合には医師の資格自体が喪失するため、必然的に医療契約が終了するものである。また勤務医の場合は、病院の開設者との医療契約と解せるので、担当医師の死亡や成年被後見人などとなったことによって、すぐさま医療契約の終了とはならない[6]。

Ⅴ　おわりに

　医療の全体は患者中心へと向かっていることは、本書でもたびたび述べてきた。医療契約の考え方も、もちろんその方向へと歩んでいる。そして契約である以上、患者側だけをみるわけではなく、契約の平等は医師や医療側にも当然にあるのだ。しかし、過去の医療現場をみるかぎり、なかなか患者側に医療契約の恩恵がみられなかったのも事実である。

　したがって、今後の医療契約の解釈、医療側と患者側の利益の均等がどのように進展していくかは、判例も含め、これからの医療のあり方に大きく影響を与えることになるだろう。願わくは、これまで以上に両者の平等な契約関係が築かれることが望まれる。

註

1）星野英一・民法概論、良書普及会（1975 年）17 頁では、民法には 13 種類の契約が規定されているが、契約は「契約自由の原則」からも民法の規定どおりに限定されるものではないとしている。

2）最判昭和 36 年 2 月 16 日。

3）松倉豊治・医学と法律の間、判例タイムズ社（1977 年）131 ～ 132 頁。

4）丸山英二「未熟児網膜症事件」（別冊ジュリスト 140 号医療過誤判例百選 [2 版]、有斐閣）162 ～ 167 頁参照。

5）前田和彦「三宅島緑内障誤診事件」（別冊ジュリスト 140 号医療過誤判例百選 [第 2 版]、有斐閣）30 ～ 31 頁参照。

6）前田和彦・医事法講義 [新編第 5 版] 信山社（2023 年）257 頁。

>> 第7講　医療過誤

I　医療過誤とは

　医療過誤とは、医療事故といわれることもあり、学問的に統一された見解はなく、法的に決まった呼び方もない。ここでは、唄に従って「医療事故とは本来の医療行為が開始されてから終了するまでのプロセスにおいて、予想外のことが起こった場合」をひろく指し、それらのうち「医療上の過誤で起こったもの」だけを医療過誤と呼ぶ[1]。したがって、すべての医療事故が医療過誤というわけではなく、診療にかかわらない部分も含めた医療事故のうちの一部とされている。

　この医療過誤における訴訟は、戦前ではほとんど考えられなかったが、現在のように数多くとりざたされるようになった背景には、国民皆健康保険制度の導入が大きな要因と考えられる。昭和30年代前半までは、自由業、農林水産業（家族を含め）など、医療として保健の範囲に入っていなかった人もいたが、昭和30年代の後半には、すべての国民が平等に医療を受けられることを目指し、原則としてなんらかのかたちで医療保険制度に入ることとされた。このことにより患者が医師の治療を受けられる機会が増え、患者の権利意識の増大と医師と患者の人間関係が希薄になり、必然的に医療過誤の訴訟が発生してくることとなったのである。

　この医療過誤の法的責任のかたちとしては、大きく分けて民事責任（個々人に対する権利侵害）と刑事責任（社会全体に及ぶもの）とがあるが、医療過誤訴訟の多くは民事責任とされている。その理由は、医療において犯罪性を持つことは原則として考えられず、過失等を中心に考えれば民事事件として扱われることが適当であるからである。

II　民事責任

1　不法行為と債務不履行

　医療過誤の民事責任は、民法第 415 条の債務不履行と、民法第 709 条の不法行為があげられる。この 2 つの民事責任にはそれぞれ差異があり、債務不履行は契約違反（医療は契約に基づき、その契約の内容を実行しなかった）による賠償、不法行為は契約の有無にかかわらず、患者に対して生命、身体に侵害を与えたことによる賠償である。

2　両者の差異

（1）不法行為

　民法における不法行為は、一般的不法行為と特殊な不法行為に分けられる。

　一般的不法行為の成立要件は、

　a　自己の故意または過失による行為に基づくこと（故意・過失）

　b　他人の権利または利益を違法に侵害したと認められること（権利侵害・違法性）

　c　自己の行為により他人に損害が生じたこと（因果関係・損害発生）

　d　行為者（加害者）に責任能力があること（責任能力）

などが考えられている [2]。

（2）債務不履行

　医療は医師と患者の間で医療契約（準委任契約）によって結ばれた関係であり、その債務は、適正な診療をなすことである。したがって、医療行為が医学的に問題があり、患者の症状が悪化し、障害や死に至ったとするならば債務不履行となる。債務不履行による成立要件は、

　a　債務者の責に帰するべき事由

　b　不履行による損害の発生

である。

　この債務不履行は、履行遅滞、履行不能、不完全履行の大きく 3 つに分かれて

いる。履行遅滞は、診療の着手が遅れたときに転医をする場合であり、治療の遅滞から疾病が悪化した場合には、むしろ不完全履行となる。履行不能は医療においては患者が死亡した場合にあたるが、通常、医療は患者が死に至るまで診療を続けていた場合がほとんどであるから、不完全履行との区別がほとんどないことになる。したがって医療過誤の債務不履行責任は、不完全履行としてとらえられることが通説である。

(3) 不法行為と債務不履行の差異

　不法行為と債務不履行の責任は、過失の立証責任、損害賠償の範囲、過失相殺、時効期間、使用者責任と履行補助者による責任などがあるが、このなかで不法行為と債務不履行の最も著しい差異は、立証責任および時効期間である。

　a　立証責任

　まず不法行為として訴えが起こった場合は、契約に基づかずに訴えられるわけであるから、訴えた側（原告）に立証責任がある。それに対して債務不履行で訴えた場合、契約を前提として訴訟が起こるため、訴えられた側（被告）が立証責任を負うことになる。しかし、同じ損害賠償の請求原因である不法行為と債務不履行で、立証責任に差をおきすぎるのは問題が多く、特に医療過誤の場合、原告（患者側）が立証責任を負ったときには重すぎる負担となることが懸念される。したがって、現在では立証責任をある程度双方に課すことにより（立証責任の転換）、著しくどちらかが不利になることは避けるというかたちで裁判が行われている。

　b　時効期間

　時効期間についても2020年4月からの民法の改正施行によって下記により、下記のようにほぼ差は無くなったといえる[3]。不法行為における時効期間は、損害またはその加害者を知ってから3年、不法行為があったときから20年（民法第724条）とされている。

　一方、債務不履行は一般債権と同様10年（民法第167条）を時効期間としている。このように不法行為に3年の短期時効があることから、医療過誤の場合、債務不履行を適用するほうが患者側に有利に思えるため、時効の起算点について

は特別な配慮がなされている。

　以上のように医療過誤は、不法行為と債務不履行の2つの大きな流れがあり、各々の特徴があるが、その差異は大きく分けて立証責任と時効期間にあるといえる。そして現在は、立証責任の転換を行うことで、立証に対する差異がないようにしたこと、および時効期間に関しては不法行為と債務不履行の起算点において、特別な配慮をすることによって不利益をなくそうとしている。

3　行為者の責任能力

　医療従事者の場合は、国家資格の有資格者であるため、通常、責任能力がないとされることはない。そして、医療過誤において損害賠償が発生するには、不法行為に基づく場合も、債務不履行に基づく場合も同様に、以下の要件が必要とされる。

　a　賠償義務者に責任能力があり、故意・過失のある注意義務違反があること（帰責事由）

　b　損害の発生のあること（損害）

　c　帰責事由（過失行為）と損害発生の間に因果関係が存在すること（因果関係）

つまり、医療過誤があった場合にすぐさま医療従事者に法的責任が生ずるわけではなく、その過誤が患者の法益を侵害したという結果が発生して、初めて法的責任が問われることになる（帰責事由と損害の間に因果関係の存在が成立するとき）。それには主として、以下の2つの内容を満たすことである。

(1) 因果関係

　a　事実的因果関係（自然的因果関係）：純粋に事実的・自然的・機械的・没価値的に事物生起の過程を観察したときに認められる具体的・現実的な関係

　b　相当因果関係（保護範囲、法的因果関係）：事実的因果関係が認められた場合、そこに法的価値判断を加え、加害者がその存在を被害者に賠償せしめるに値するような関係

　例えば、事実的因果関係は、他の偶発的事実の介入があっても因果関係が成立するというものであり、それでは適当でないということから、法的価値判断を加えた相当因果関係説をとる場合が多い。

　通常、医療過誤の因果関係で問題になるのは、責任の範囲よりも行為（作為、不作為）と結果の間に関連があるか否かということであり、これを事実上どの程度まで医学的に根拠づける必要があるかである。これについては、ルンバール事件差戻し判決で、「因果関係は自然科学的証明ではない」と判示されている。つまり因果関係の立証は、経験則全体論として「ほぼ、そうであろう」というところまでやればいいということになっている。

　なお、近時の学説では、

a　医療行為と結果発生が時間的に近接している場合（投薬直後の患者の死亡など）

b　医療行為と結果発生に統計的可能性がある場合（過去にも結果の発生例があるなど＝結果回避ができなかった場合）

c　重大または多数の不手際の存在（薬品の取り違えなど）

d　異常体質等の不存在

などの諸条件の存在において、因果関係の推定を認めてきている。

(2) 過　　失

　わが国は過失責任主義をとっている。医療過誤においての損害賠償責任は、過失があることをもって損害賠償責任発生の要件としている。

　ただし、病院に雇われている医師や医療従事者がミスを起こした場合、雇っている者が責任をとる＝利益が集まるところに責任の所在がある。

　この過失には、前提となる注意義務の性質から、抽象的過失と具体的過失に分かれるが、抽象的過失とは善管注意義務（地位・職業・立場などにおいて、当然はらうことが期待される程度の注意）をいい、具体的過失とは、通常の一般的な注意義務（自己のためにすると同一の注意、または自己の財産におけると同一の注意）をいう。つまり、医療過誤における過失は、医師（医療従事者）が当然はらうべき注意義務を怠ることによって、患者に損害を発生させた場合を指して過失という。

　また1996年には、医療現場の慣行に従って麻酔薬の注意書きを守らなかった医師に対し、「医薬品の説明書の使用上の注意を守らずに医療事故が起きた場合は、特別な事情がないかぎり医師の過失が推定される」として、最高裁から非常に厳しい判決が下された(1996年1月23日最高裁第3小法廷)。つまり本判決は、

「医療現場の慣行が必ずしも医療水準をクリアするものではないと判断」したものであり、医薬品の説明書の内容を守ることは「最低限の医療水準」であり、現実の慣行は免責事由にならないことを明示したともいえる。

4　コ・メディカルの責任

　コ・メディカルとは医療補助者（被用者）のことをいう。つまり不法行為と債務不履行では、勤務医である履行代用者については、責任追及の形態に違いがないが、看護師やコ・メディカルの履行補助者については医療行為の補助であるという職務上の性質から、不法行為による使用者責任を負うと考えるのが妥当であるとされている。しかし最近では、医師の指示を受けて医療行為を行った場合には、一定レベルの看護水準（看護師としての一定レベルの看護知識・技術を前提とする水準）によって判断されるとし、看護行為における責任は看護師のものであるといういい方がされてきている。これは看護職のなかから、自らが独立した職業という観点として出されている点もあり、医療従事者の地位向上にとって注目すべき考え方である。

Ⅲ　刑事責任

1　医療侵襲行為と法

　医療における侵襲行為が傷害罪に問われず、正当な医療行為と認められるには、

a　治療の目的

b　医療準則を遵守

c　患者の同意

の3つの要件があり、これらを充足して初めて刑法上適法となる。しかし、医療における業務行為であっても、その方法を誤ったときは違法性を帯びることがある。例えば、医師がヤクザの指を切り落とす手術を請け負った場合は、当然、治療目的とはいえず、医療準則を遵守していても、患者の同意があっても傷害罪が

成立するものである。なおこの例外として、例えば火傷患者の治療のため、健康人の皮膚をその人の同意に基づき切り取ることは正当な医療行為として考えられ、違法性は阻却される[4]。また、医療行為による侵襲の結果が違法性を阻却されなかった場合には傷害罪が成立し、さらに患者が死亡した場合には、傷害致死罪となる。しかし、実際には医師の不注意（過失）による医療行為で、患者の生命・身体に損害を与えたとする業務上過失致傷罪の成立がほとんどである。いずれにしても医療過誤から刑事責任となるものは、数としてはほんのわずかである。

2 予見義務と結果回避義務

医療過誤における過失犯は、意識の集中を欠いたため、犯罪事実を予見しなかったという予見義務の違反、そして予見可能性があったのに適切な結果回避措置をとらなかったという結果回避義務の違反で、明らかにこの2つが欠如したときに、業務上過失致傷罪が成立する。

3 許された危険

危険な行為を知っていて行った場合、そこに責任が生ずるが、その多くは無過失責任である。無過失責任がよく問われるのは、例えば飛行機、自動車など、危険なものを用いて利益を受けている場合に事故を起こしたときは、無過失でも責任を問われることがある。同様に危険な行為である医療の大手術が合法的であり、適法として行われているのは許された危険という考え方があるからである。必ずしも成功するとはかぎらず、また多大な侵害を与えてしまう可能性があったにせよ、それしか方法がなく、また同意を得ていた場合、許された危険として、その行為自体が許されるのである。また複数の医療関係者が共同して治療にあたる場合（チーム医療）、それぞれが危険を避けるべく適切に行動するであろうとして、自己の分担分だけの結果回避義務を負えばよいとするものを、「信頼の原則」といい、許された危険の法理の応用となる。決められた行為を決められたとおりにやっているのに、さらにそれを超えた責任を課せられることはないとする考え方である。

もともとこの信頼の原則の適用は、主に交通関係者間の過失責任の分配の際の基準として考慮されたものである。したがって、これをチーム医療内の危険の分

担に即適用できるかは課題の残るところではある[5]。

Ⅳ　おわりに

　現在、わが国の医療過誤訴訟は 2004 年の 1100 件をピーク減少傾向にあり、近年は年間に 647 件が提訴されている（2022 年、裁判所・医事関係訴訟委員会の資料より）。外国に比べれば少ない数だとはいえる。年々増加の傾向にあったものが、近年は横ばいから減少も見られるようになった。また一審の平均審理期間も若干減少するなど法曹関係者の努力もみられる。

　しかし、注目すべきは医療過誤の原因の多くは、技術的未熟さや注意義務違反によるものであることであり、患者や薬品の取り違えなど医療従事者自体の医療に対する意識の低さが目につく事件が後を絶たないことである。

　患者中心の医療とは何か。それは患者ではなく、医療従事者自身が意識を向上させ実行しなければならないことを医療のリスクマネジメント（危機管理）[5] も含めてもう一度考えるべき時期にきているのではないか。

註
1 ）唄孝一、有泉亨・現代損害賠償法講座 4 医療事故・製造物責任、青林書院新社（1974 年）3 頁。
2 ）加藤一郎・不法行為法 [増補版]、判例タイムズ社（1974 年）61 頁等。
3 ）前田和彦・医事法講義 [新編第 5 版] 信山社（2023 年）274 頁。
4 ）藤木英雄・新版刑法、有斐閣（1978 年）86 ～ 87 頁。
5 ）加藤久雄・医事刑法入門、中央法令出版（1996 年）21 頁。
6 ）村上陽一郎、橋本廸生、森田立美、西村健司、熊谷孝三、前田和彦・リスクマネジメント、医療科学社（2002 年）を参照。

第8講　インフォームド・コンセントと患者の自己決定権

I　インフォームド・コンセントの必要性と経緯

1　バイオエシックスのひとつの中心として

　インフォームド・コンセントという考え方は、バイオエシックス（生命倫理学）のなかから出てきたもの、またはバイオエシックスの中心的な課題のひとつであるといわれている。以下にその流れを示す。

　「ヒポクラテスの誓い」以来連綿と受け継がれてきた倫理綱領に支えられた医師の権威は、現代になってその信頼を根底から覆されることになった。ナチスのユダヤ人虐殺に加担した医師の存在が明らかにされたからである。この事件は、ニュールンベルク戦争裁判で審判に付されたが、このことは、当事者として裁かれるドイツ医療界はもとより、裁く側にあった連合国側の医療界にとっても重大な事件として真剣に受け止められたのである。それは、1947年、患者（この場合は、主として医療実験の際に不可欠な被験者）の人権の尊重を提唱したニュールンベルク倫理綱領として結実した。この医療従事者による根底的な自己批判と反省は、その後開催される世界医師会議ごとに表明される宣言の基調を成している（患者の立場の明確化、人権の保護）。

　もうひとつのモーメントは、60年代に端を発し、70年代に大転換したアメリカ社会の構造変革に求めることができる。ことの発端は、1963年のケネディ政権の誕生である。ケネディは、自分自身がアメリカにおけるマイノリティ（アイルランド系移民出身で、しかもカトリック）であることもあって、大統領選期間中からマイノリティに対する集票活動に積極的に取り組んでいた。その理念は「いわれなき差別の撤廃」ということに集約されるものである。そしてこれは、単に選挙対策であったというものではなかった。それは、ケネディが弟のロバートとともに政権掌握後も具体的な政策でもってこの理念を具現化しようとしたからである。その象徴が「公民権法」の制定である。ケネディ兄弟は、この運動の強力な推進役のひとりであったキング牧師（マルコムXも異質であるが、そのひとりといえよう）と同様に、相次いで凶弾に倒れることになるが、「人権の尊重」すなわち「差別の撤廃」の気運は、彼らの死を乗り越えて盛り上がり、やがて制定、

施行されることになる。アメリカの第二次大戦後のターニングポイントは、この公民権法の制定であったといっても過言ではなかろう。そしてこの公民権の理念には、人種差別ばかりでなく、女性差別などのさまざまな差別意識を変容させる内容を含んでおり、前述した医療における「医師＝患者」の、その権威主義的・家父長的関係についても、弱者の人権尊重の立場から、当然のごとく見直されることになったのである。バイオエシックスの中心課題のひとつであるインフォームド・コンセント（医療従事者の側からの患者に対する診断、治療法についての十分な説明と患者の同意）が積極的に検討されだしたのも、この時期からであり、それは、1975 年の第 29 回世界医師会議ヘルシンキ宣言東京修正において明言されている。このことは、現代の医療の抱える問題が、従来の医師の自己規律を中核とする古典的な医療倫理では十分に対応できず、個人の人権の尊重と保護、特に患者の自己決定権を基本とするバイオエシックスの樹立が、医療関係者側からも提起されたものといえよう。また、今日、このバイオエシックスの樹立は、ひろく社会的な問題として医療従事者ばかりでなく、哲学、生命倫理学、心理学、社会学、社会福祉学、経済学、法学など多様な分野の人々によってもめざされている（前田和彦・医事法講義［新編第 5 版］（2023 年）294 頁改）

　1980 年代に入ると、インフォームド・コンセント、患者の自己決定権は欧米においてはほぼ認められるものとなった。また、この当時アメリカで医師に対する裁判が立て続けに起こった背景として、医師が患者に対し説明をしなかった治療に対する敗訴、あるいは告知をしなかったことに対する敗訴があった。以後、告知をすることが医師自らの保身に関する内容とされ、本来のインフォームド・コンセント、患者側の人権保護からずれたところで語られることとなった。これは、日本にインフォームド・コンセントの概念が入ってきたときに、医療従事者側の危惧する面としてとらえられていたものである。

　そして近年では、第 5 次医療法改正も含めた良質な医療の提供の一環として、患者を含めたアカウンタビリティ（証明責任）の必要性からも重要である。

2　患者の人権保護

　現代医療における患者の人権保護は、ニュールンベルクの倫理綱領、ケネディの理念、政策などに端を発し、患者の人権を認識するという新たな方向に展開することとなった。そして近年の医師と患者の関係は、医師の説明義務と患者の承諾という問題に焦点があてられてきている。インフォームド・コンセントと告知に関しては、流れは同じではあるが、インフォームド・コンセントが治療に対する説明と承諾であるのに対し、告知は診察結果に対する説明であり、同一視することには問題がある。

　インフォームド・コンセントに人権保護、バイオエシックスの中心があったという理由には、医師と患者の理想的な関係が信頼にあることによる。医療行為に対し、説明と承諾を受ける以上、医師と患者双方の信頼関係がもとにあり、それが築かれることが必要である。

　つまりインフォームド・コンセントというのは、患者自らが身体、生命のあり方を選択する権利である「患者の自己決定権」（あくまでも患者が自らの選択ができるための説明＝医師しか理解できない言葉や患者が選択できない状態での説明はインフォームド・コンセントとは考えない）が前提なのである。

II　従来の学説等による医師の説明義務

1　医師の説明義務

　法律上、説明義務を規定したものはないが、1997年の第4次医療法改正において医療法第1条4第2項（インフォームド・コンセントの概念が法制化された条文）で努力規定として記されている。

　医師の説明義務の内容は、患者の容体、受けるべき侵襲の程度、副作用の大きさまたは患者の理解能力など、さまざまな条件により決定されるものである。そして、当然患者の同意に対応できるものでなければならない。

　学説においては、a　患者の承諾の有効要件としての説明義務、b　結果の実現または悪結果回避義務としての説明義務、などに分けられてきた[1]。aの場合、

患者の承諾が有効になるように、押しつけられていない選択権があると考えれば
いい。つまりいくつか並べた要件が説明を受けることによって選択ができること
で初めて有効とされる。したがって選択ができない、理解できないということで
は有効だとはいえないことになる。ｂは、治療結果をもたらすための説明である。
「このような治療をしなければ悪い結果が起こり得るから、このような治療をし
ましょう」という悪結果の回避義務としての内容である。

　また、金川は従来の判例の分析から、ａ　患者の有効な承諾を得るための説明、
ｂ　療養の方法の指示指導としての説明（医療行為の内容としての説明）、ｃ。
転医勧告としての説明と分類している[2]。ｃは現段階の主流になっている学説で
あり、医療水準における注意義務に転医勧告の義務まで含めたというかたちであ
る。つまり専門医でなくても、医療水準、またはその注意義務を行うためには、
転医勧告をすることが必要だということである。これが義務だとされれば、患者
の抱きかかえは防げる。治せないのにそのまま治療や投薬を続けていくというこ
とができないということになり、よりよい医療ができる場があれば、転医勧告を
することが義務だということになる。

　そして金川は具体的な事項として、「ａ　病気の程度、ｂ　治療の見込み、ｃ
治療の行為による侵襲の程度、ｄ　侵襲の緊急性、ｅ　侵襲の目的、ｆ　副作用、
ｇ　代替方法の有無、ｈ　転医の必要性などをあげ[3]、主観的要素としては、唄
がａ　患者の人格、ｂ　年齢、ｃ　教養の程度、ｄ　心身の状態、ｅ　医師と患
者の信頼関係、ｆ　患者の一身上の都合、ｇ　患者の職業上の事情」などをあげ
ている[4]。

　以上の説明義務で、特に問題となるのは、医療侵襲の程度や緊急性とそれに伴
う危険であり、例えば、死に至る蓋然性などがある場合は、当然説明をしなけれ
ばならない。たとえ治療により治癒がなされるとしてもその侵襲が危険を伴うな
ら、治療を受けるかどうかは患者の自己決定によるものでなければならない。イ
ンフォームド・コンセントは従来のいわゆるムンテラではなく、患者が選べる、
そして危険性も含めて内容を知り、方向を自己決定するということである。その
ような危険性の説明は、結局、侵襲によって通常一般的に生ずる身体の変形の内
容・範囲・副作用、術後の身体的・精神的影響、ときには死の蓋然性さえも説明
されなければならない。そして具体的状況下で、説明を受ければ同意しなかった

であろうといえる場合には説明義務があるとされる。

2　段階的説明義務

　医師の説明の基準についての学説は、次の３つが代表的なものである。

(1)　合理的医師説

　　合理的な医師（注意義務を全うして通常の治療のできる医師）の判断のもとであれば、患者に対して説明するであろう範囲を説明の対象とする説。これについては、第６講で説明した未熟児網膜症訴訟事件の最高裁判決における伊藤正己裁判官の「医療水準は、医師の注意義務の基準となるべきものであるから、平均的医師が現に行っている医療慣行とでもいうべきものとは異なるものであり、専門家としての相応の能力を備えた医師が研さん義務を尽くし、転移（医）勧告義務をも前提とした場合に達せられるあるべき水準として考えられなければならない。そして、このような医療水準は、特定の疾病に対する診療にあたった医師の注意義務の基準とされるものであるから、当該医師のおかれた諸条件、例えば、当該医師の専門分野、当該医師の診療活動の場が大学病院等の研究・診療機関であるのか、それとも総合病院、一般診療機関などのうちのいずれであるのかという診療機関の性格、当該診療機関の存在する地域における医療に関する地域的特性等を考慮して判断されるべきものである」とし、また、医療水準にはさまざまな段階があり、「全国一律に絶対的な基準として考えるべきものではなく、前記の諸条件に応じた基準として考えるものである」とした補足意見が参考になるであろう。

(2)　合理的患者説

　　合理的患者（意識レベルがあり、判断能力がある普通の患者）が通常重要視するであろう情報を説明の対象とする説である。

(3)　具体的患者説

　　具体的に個々の患者がいかなる情報を重要視するのかを医師が予見可能な場合に当該情報を説明する説である。

　以上の説で、患者の自己決定権が最も現れるのは(3)の具体的患者説であるといえる。しかし、この説では、医療の現場に混乱をきたし（患者の要求と医療現場の実際のバランスを考えれば、現場の停滞の発生は避けられない）結果回避

ができなくなるおそれがある。また、判例も「いかなる医療措置をとるかを一般の患者の『自己決定』ないし選択に委ねるべきことを前提として、そのために医師が患者に対する説明義務を負うということは考えられない」と判示している（東京高裁昭和 60 年 4 月 20 日）。

　しかしながら、これをもってすぐさま（3）具体的患者説の妥当性を否定できない。個々の患者が医師から治療によりどの程度治癒できるかという情報（プラス要因）と、それに伴う危険性（マイナス要因）の両方の説明を十分に受けて（インフォームド・コンセント）、治療を受けるかどうか決定すること（患者の自己決定権）は、現在の医療現場においても認識されるべき考えである。もちろん、すべてが患者主導型では医療は進まないため、段階的に考えることが必要である。

　したがって、医師の説明義務は一次的には a の合理的医師説に従い、二次的に患者の自己決定の判断材料として、個々に要求することがあれば、それについてのみプラスで説明を加える必要があると考える（段階的説明義務）。この場合、一次的説明段階での違反はすでに説明義務違反であり、二次的説明段階では、説明義務が免除または軽減されるであろう事由を除いて、患者の自己決定の判断材料に必要な情報を説明する義務の違反を説明義務違反とする段階的説明義務と解するべきと考える。

　このように、インフォームド・コンセントとそれに基づく患者の自己決定権を認める考えは、1990 年代に入り、わが国でもかなりの定着をみせている。そして 1996 年（平成 9 年）の医療法改正により（第 1 条の 4 第 2 項）努力規定として、インフォームド・コンセントにあたる内容が次のように条文に規定されている。

　　「医療法第 1 条の 4 第 2 項　医師、歯科医師、薬剤師、看護師その他の
　　医療の担い手は、医療を提供するに当たり、適切な説明を行い、医療を
　　受ける者の理解を得るよう努めなければならない。」

3　説明義務の免除と軽減

　医師の説明義務がすべての場合に課されることは、現場の混乱や患者の不利益になることがある。そのため、以下について説明義務の免除や軽減がなされることがある。

　a　侵襲の程度が小さく、危険発生の可能性が小さい場合。

b　説明の内容が明らかに一般に知られているような常識に入る場合。

c　患者が説明を受けることを拒否している場合。

d　説明することによって、かえって患者の健康に悪影響を及ぼす危険がある場合。

e　緊急状態の場合。

f　法に特別の規定（強制治療が法によって認められているときなど）がある場合。

また、患者に説明することで、かえってマイナス要因となるものを、以下にあげる[5]。

a　患者はその最終決定権（自己決定権）を行使するための情報、とりわけ、自らが受ける治療行為に伴う危険のような不快ないし不安な情報を与えられることを望んでいない。

b　たとえ医師が医学情報を提供したとしても、患者はその情報を理解する能力を持たない。

c　患者に詳細な説明をすればするほど患者は理解できなくなる。

d　患者に治療行為に伴う危険等を説明しても、それが患者にとって不愉快なものであるため、患者はそれを理解しようとしない。

e　患者の自己決定権を承認したとしても、患者は医師の指示に盲目的に従うのが現実であり、無意味であること。

f　患者に治療行為に伴う危険等、患者にとって不利な情報を与えると、そのことによって患者は自己に必要な治療行為を拒絶することになり、患者にとって不都合な結果が生ずるということ。

g　患者に治療行為に伴う危険等について説明すると、患者に心理的な不安を与え、治療効果が減殺される状況が生じ、ときには、心理的な混乱さえまねき、自殺といった不幸すらまねきかねないこと（換言すれば、説明自体が有害であり、患者にとって好ましくないものとする）。

h　a〜gのようなさまざまな事情を克服して、患者が理解しうるように、かつ、患者が自発的な意思決定ができるように、情報を提供し、その反応に対応するためには、時間がかかりすぎる。

i　医療保険が医師による説明という行為に対する正当な診療報酬を認めてい

ない現状では、ｈでみたような時間のかかる説明を医師に要求することは無理を強いることになりはしないか。

特にｉについては、保険診療と自由診療との差異を考慮すべき性質を持つかなどの疑問が生じる。しかし、ａからｉのどの考え方をもっても、説明義務の免除または軽減が生じるものとはいえないであろう。

Ⅲ　患者の自己決定権と承諾

1　インフォームド・コンセントで患者に与えるべき情報

では、インフォームド・コンセントで患者に与えるべき情報として、どのようなものが必要であるのか。欧米の多くの国では、インフォームド・コンセントの法理が確立しているため、患者の承諾を得ない治療は民事責任のみならず、刑事責任が生ずる場合もある。つまり、インフォームド・コンセントとは、医師が患者に対し、治療に関する情報をプラスの要因もマイナスの要因も合わせて十分に提供し、患者が自己の身体に関するコントロールを自己決定できるように説明する義務である。この提供すべき情報としてアメリカでは以下のようなものがあるとされる[6]。

　ａ　医師がすすめたい治療または処置に関する概要の説明（日本の場合には医療者側が決めてはならないと考える傾向がある）。

　ｂ　医師がすすめたい治療や処置の便益の説明、特に死亡や重大な身体傷害のリスクについての説明。

　ｃ　すすめたい治療や処置以外にどのような別の治療法や処置が選択できるのかと、それについてのリスクの説明。

　ｄ　治療を受けない場合に予想される結果の説明。

　ｅ　成功する確率と何をもって成功とするかの説明。

　ｆ　回復時に予想される主な問題点（リハビリなど）と、患者が日常生活に戻れるまでの期間の説明。

　ｇ　信頼にたる医師たち（合理的医師）が、同様の状況で通常提供しているａ

〜ｆ以外の情報。

　これらは、わが国の学説による説明義務の内容と重なるところも多いが、わが国の治療のなかではなかなか実施しにくいとされている。理由としてはａ　医師がよく説明しない（したがらない）、ｂ　医師が（患者に理解できるような）説明する能力を持たない、ｃ　患者が説明を求めない（求めたがらない）、ｄ　すべてを説明できない（癌の告知など）があげられる。特にｂに関しては問題があるといえる。これは学校教育や国家試験において説明能力を試していないという問題点があり、早急な対応が望まれる（倫理的なものと説明の問題）。したがって、患者の人権（自己決定権）を保護するためにインフォームド・コンセントの法理が必要不可欠なものとして認識され、実行されなければならない。

２　近年の流れ

　インフォームド・コンセントのあり方については、以前アメリカにおいて２つの対立した考え方が問題となった。ひとつは患者の自己決定権はまだまだ不十分であるとする立場である。これは義務的なほど強く自己決定権の行使を正しいとする「義務的自己決定権論」といわれているものである。もうひとつは、患者が自己決定権を行使する妨げになる障害を可能なかぎり取り除き、本人が望めば障害を取り除く助けを与える「許容的自己決定権論」と呼ばれるものである。これは患者に自己決定を強制することはせず、自己決定の拒否自体も患者の権利とするという考え方である。

　この２つの考え方でいけば、当然ながら、医療者側と患者の信頼関係のなかで「許容的自己決定権論」への道をとることが望ましいと考える。つまり「義務的決定権論」の大きなマイナス点として、すべての責任を患者に押しつけ、医療者側の責任逃れに使われる可能性があるからである。特に日本においては、「許容的自己決定権」が受け入れやすいと考える。ただ、もともと医療の場において、自己決定や合理性だけで解決できることはさほど多くはないのではないか（特に高齢者医療、慢性疾患の治療等）、という疑問も呈されている[7]。

　そして近年、インフォームド・コンセントの対象とはならないとされてきた10歳〜15歳くらいの年齢層に対しても親権者だけに説明するだけで完結せず、必要に応じて適切な説明をすべきとしたインフォームド・アセントの概念が、小

児科の医療現場を中心に求められ、医療現場以外においても必要なものと認識されてきている。

　また、わが国においては、1996年、次のような考え方を厚生労働省の検討会が示している。

　1995年6月、厚生省「インフォームド・コンセントのあり方に関する検討会の報告」
(1)　診療結果に基づく患者の現在の病状を正しく患者側に伝える。
(2)　治療に必要とする検査の目的と内容を患者の理解できる言葉によって伝える。
(3)　治療の危険性の説明をする。
(4)　成功率についての説明をする。
(5)　その治療以外に有効な治療があれば説明する。
(6)　あらゆる治療を拒否した場合にどうなるかを伝える。
どの事項についても患者に伝わったかどうかを確認しなければならない。

Ⅳ　インフォームド・コンセントの在り方に関する検討会報告書について

　厚生労働省のインフォームド・コンセントの在り方に関する検討会報告書が興味深い資料といえる。同報告書は、評論家の柳田邦男氏を座長にまとめられたものである。副題に「元気の出るインフォームド・コンセントを目指して」とあり、なかなか面白い発想だと思う。要するに、今のインフォームド・コンセントは元気が出ないというわけである。インフォームド・コンセントをしろといわれても、無理だということばかりなのである。そのような点では、医療従事者が患者の積極的な協力を得て医療を実践する以上、インフォームド・コンセントは元気の出るインフォームド・コンセントでなければならないし、そのように位置づけようということのようである。

　それと2番目の訳語についてだが、以前から筆者は、「長々と説明することはともかくとして、このことについては十分な説明における同意ということが、新聞紙上でずいぶんいわれて、これはひとり歩きしすぎている」といってきたが、それについては検討会でもかなり議論されたらしく、やはり日本語に直せない、インフォームド・コンセントはインフォームド・コンセントだといっている。つまり「十分な」というのは、何が十分なのかが大切なのであって、それを一言でいうのは無理だということである。十分なという言葉が、われわれが意図している内容を含んだかたちで受け取られていない。主語がなくて、医師側が十分に説明するのか、患者側が十分に理解できているのか、それすらわからないわけである。

　次に基本理念だが、医療従事者側からの十分な説明なのか、患者側の理解納得なのかということでは、これはやはり医療従事者側から患者の理解を得られるようにすることが必要不可欠であるといっている。健康診断における検査や予防接種など保健分野においても十分な説明が必要だということであろう。

　2番目には患者本人の意思が最大限尊重されるのがねらいだとしている。医療内容の選択を迫るのが本来の意味ではないということである。つまり手段としては重要であるが、選ばせることが目的ではないといっているわけである。ただ、これはあくまでも説明は受けたけれども、自分にはそれを選ぶ力がなかったり、そういった気がなかったりして、信頼する医療従事者にお任せしたいというのであれば、これは理解したお任せ医療である。だからこそ、これは患者側の協力が不可欠である。もし内容が理解できない状態の患者であれば、近親者や親権者が代わって聞くということも当然出てくる。

　次に、日本にふさわしいインフォームド・コンセントとあるが、これはアメリカと一緒にすることはない、日本流で構わないと考える。その後、特別に考慮する例として、癌やHIVのことが出てくる。

　また、「卒前・卒後教育の充実」の項目については、特に注目すべきことがある。

　さらに、「普及・啓発」という項目があり、医療従事者向けの研修会の開催、シンポジウム、先進的な取り組み施設の紹介などが取り上げられている。

V おわりに

インフォームド・コンセントの法理については1990年代に日本の各関係学会で大いに議論された。そのなかでさまざまな議論はあったが、共通していたことは患者の権利の拡充は急務であり、そのためには医療従事者と患者のコミュニケーションは不可欠との考えだった。そして多くの研究者が、インフォームド・コンセントが義務として根づくべきだと考えていたものである。しかし、条文として努力規定となったことも影響したといえるが、現状は患者の権利の拡充はいまだ十分には達成されていない。

だからこそ、医療従事者は医師のみではなく、コ・メディカルにおいても率先してインフォームド・コンセント（インフォームド・アセントも含めて）を行っていく必要がある。もちろん現場は時間との戦いであり、気長に患者とコミュニケーションをとる暇はないものである。厚生労働省や各医療機関でのマニュアルづくりや個々の医療従事者の意識向上が期待されるところである。

註

1 ）野田寛・医事法［中巻］、青林書院（1987年）440 〜 441頁。

2 ）金川琢雄・診療における説明と承諾の法理と実情、多賀出版（1988年）4頁。

3 ）日本医事法学会編・医事法学叢書3医事紛争・医療過誤、日本評論社（1986年）227頁（金川琢雄執筆分）。

4 ）唄孝一・医事法学への歩み、岩波書店（1970年）37 〜 38頁。

5 ）加藤一郎、森島昭夫編・医療と人権、有斐閣（1984年）90頁以下（新美育文執筆分）。

6 ）ジョージ・J・アナス（上原鳴雄・赤津晴子訳)・患者の権利、日本評論社（1992年）35 〜 36頁。

7 ）吉田邦彦・契約法・維持法の関係的展開、有斐閣（2003）329-330頁。

》》 第9講 「精神保健福祉法」と保健衛生法規

I　精神保健及び精神障害者福祉に関する法律

　本法は「精神衛生法」時代から人権的に問題があるという指摘が多く「精神保健法」へと内容とともに改称され、そしてさらに、不足気味であった精神障害者に対する福祉という観点を盛り込んで、1995 年に現行の法規である「精神保健及び精神障害者福祉に関する法律」（以下、精神保健福祉法とする。）というように何度も改称された。1995 年から施行された主な改正点は、まず精神保健指定医についての研修制度を取り入れたこと、それから医療保護入院などの非任意入院を行う精神科病院には常勤の指定医を置くよう義務づけたこと、さらに都道府県設置の精神科病院に代わる指定病院が条件に合わなくなった段階で指定を取り消せるという条項が入れられたことなどである。その他いくつかの改正点があったが、結局は都道府県などに費用を肩代わりさせる部分が出てきたことから、国が費用負担の軽減を図ったのではないかという批判もあった。それでも、全体的に精神障害者の福祉に対する改善が随分行われている。これは、ノーマライゼーションの実践として、社会福祉施設から地域社会、いわゆる地域ケアということに変わってきたし、バリアフリーについても考慮されたからであろう。

1　バリアフリーとノーマライゼーション

　まずバリアフリーとは、いわゆる壁を除去するということから、大体心の障壁の除去であるといういい方をよくしている。実際には建物のバリアフリーは、公共施設などで階段をなくしたりスロープをつくるなどのかたちでよくみられるように、車椅子でどこでも行けるようにすることである。

　筆者の大学も全館バリアフリーで、すべて車椅子で入っていけるし、各階のトイレの多くには障害者用のトイレがある。ただ細かくみると、トイレひとつとっても障害者用に男女の区別はなく、いまだに障害者は健常者の扱いになってはいない。その理由の多くとしてスペースがないということがあげられるが、健常者用は当然のように区別されていることを考えれば、初めから視点が違うのだとい

えよう。こうしたことは建物の問題にみえるが、実は心のなかのバリアフリーがなされていないから多くの建物がバリアフリーと銘打ってもまだ十分ではない部分を残してしまうのだろう。もちろん 10 年、20 年前と比べれば格段に進歩していることはいうまでもない。

　次にノーマライゼーションについてみていくと、例えば精神障害者なら、従来は位置的にも地域の外にある精神病院などに行き、そして心のバランスを取り戻したら帰ってきてもいいという考え方だった。社会復帰施設で復帰できるようになったら戻っていいということは、こちら側は動かずに、障害者が地域に合わせられるようになったら帰っていいということであった。

　しかし、社会復帰施設から地域社会へ、地域ケアへという考え方は、位置的にも精神的にも地域のなかで社会復帰を目指すことを可能にすること、いい方を変えれば地域のほうが障害者とともに暮らせるように変化しようという考え方であり、これがノーマライゼーションなのである。社会福祉において、障害者が地域で健常者と一緒に暮らすのが当然であるという考え方なのである。

　これはなにも精神障害だけではなく身体障害者も同様である。そしてそのために、施設のバリアフリーも必要となる。通路の幅を車椅子が通れるようにしたり、エレベータを設置する。階段があるときにはスロープをつけるか、つけられる体制にしておくことは、これから公共施設では当然であろうし、企業でもそれが望まれてくるだろう。病院も然りで、いくら古い建物で伝統があるからといっても、医療施設でバリアフリーになっていなければ問題があると考えるべきである。

2　精神障害者の定義
（1）精神障害者

　ここで改めて精神障害者の定義についてみると、現行法において精神障害者とは、「統合失調症、精神作用物質による急性中毒またはその依存症、知的障害、精神病質、その他の精神疾患を有する者」をいうことになった。また、本法において精神作用物質による急性中毒とは、2003 年一部改正の国際疾病分類表第 10版（ICD-10、1990 年第 43 回世界保健総会採択、2003 年一部改正）において、アルコールその他の精神作用物質によらないものとアルコールの飲酒による精神及び行動の障害が別記されたことから、本法による解釈は精神科医療の対象となる

疾病であり、急性アルコール中毒等の内科的治療内容となるものは含まないものとなった。

(2) 家族等

「家族等」とは精神障害者とは、精神障害者の配偶者、親権を行う者、扶養義務者及び後見人又は保佐人をいい、以下に該当するもの除く [法第 5 条第 2 項]（2023 年 4 月 1 日施行）。

a. 行方の知れない者

b. 当該精神障害者に対して訴訟をしている者又はした者並びにその配偶者及び血族

c. 家庭裁判所で免ぜられた法定代理人、保佐人又は補助人

d. 当該精神障害者に対して配偶者からの暴力の防止及び被害者の保護等に関する法律第 1 条第 1 項に規定する身体に対する暴力等を行った配偶者その他の当該精神障害者の入院及び処遇についての意思表示を求めることが適切でない者として厚生労働省令で定めるもの

e. 心身の故障により当該精神障害者の入院及び処遇についての意思表示を適切に行うことができない者として厚生労働省令で定めるもの

f. 未成年者

とされている。

3　精神科病院と指定病院

精神科病院と指定病院の関係についてみると、都道府県は精神科病院を設置しなければならないのだが、国と都道府県以外のものが設置した精神科病院、または精神科病院以外の精神科病室のうち厚生労働大臣の基準に適合するものの全部または一部を、設置者、病院の経営側の同意を得て都道府県が設置する精神科病院に代わる施設としたものが指定病院である。これは、精神科病院の設置が、費用の問題だけではなく、地域住民の反対などによりなかなか新設や増設が難しいことが原因となっている。そこで、既存の民間精神科病院を都道府県の指定病院として指定し、国が規定する入院数を充足できるようにしているのである。この指定は、1995 年の改正によって、運営などが不適切だというときには取り消せるようになった。

　ここで指定病院としての基準をみると、精神保健福祉法第19条の8に基づき知事等が指定した指定病院は、措置入院患者を入院させることができる施設である。そして医師や看護職員の充実や作業療法士、精神科ソーシャルワーカー、臨床心理技術者などのコメディカル職種の充実についての努力も含まれている。

4　精神保健指定医

　指定医についても、1995年の改正により以前より厳しくなっている。まず、医師であれば誰でも精神保健指定医になれるわけではなく、ａ５年以上診断または治療に従事した経験を有すること、ｂ３年以上は精神障害の診断または治療に従事した経験を有すること、ｃ　厚生労働大臣の定める精神障害につき厚生労働大臣が定める程度の診断または治療に従事した経験を有すること、ｄ　厚生労働大臣またはその指定するものが厚生労働省令が定めるところにより行う研修の課程を修了していること、以上の条件を満たす者のなかから厚生労働大臣が指定するとなっているが、当初ｃの規定は入っていななかった。すなわち、最初に指定医をつくっていく段階では人数が足りず、経験５年以上の医師でしかも３年以上精神障害の診断治療に従事した経験というのは、医局にいたということなどで書類上は通ってしまったようである。いずれにしても、制度上指定の数を増やすことが優先された結果、後でいろいろな問題を生むことになってしまった。

　そこで、厚生労働大臣が認める精神障害、特定の精神障害を診療治療した経験があるということが証明されなければならないというようになったのである。しかも特筆すべきは、日本の医事法規のなかでは初めて、1995年の改正により、指定医は５年ごとの研修を義務づけられ、その研修を受けなければ（厚生労働大臣が認める事由を除く）、原則効力を失うことがあるとされたのである。

　しかしこの研修の義務化は、アメリカなどではすでに普通の医師も２年ごとの研修による免許更新は当然のこととなっている（州による差異はある）。

　日本の場合は卒業後30年も研修などに消極的でいれば、いつの時代の医者だという話になるはずなのだが、日本では通用しているのである。医療過誤の多くの原因は高度医療に挑戦する、難しい治療に最善を尽くしてもうまくいかなかったなどではなく、単なる技術ミス、要するに技術力不足、注意力不足が占めている。そして医療技術は日々の進歩もあり、どうしても事故が起こることはある。

そのようなところで医療従事者の認識の甘さがあるのかもしれない。一回免許をとったらそれきりであるため、個人差があまりにもついてしまうのである。勉強している医師は技術の進歩にもついていけるが、一方でその対極に位置する医師も存在する。それでも免許は一緒であり、保険点数も一緒なのである。

だからこそ、研修制度において意識の向上や技術的な進歩が望めないものは免許の更新を認めないということをいずれやるべきではないだろうか。

したがって、この精神保健指定医のあり方が他の医療従事者、特に一般の医師に波及していくことは望ましいことと思う。そして日本でも医療技術の向上安定を目差し、2004年（平成16年）4月以降、医師は卒後2年（歯科医師は2006年から1年）の臨床研修が義務付けられたが、医師不足の現状から研修を1年に短縮すべきとの議論がでてきている。

5　保護申請

患者の保護申請は誰からでもできるということになっている。誰からでもできて、指定医の診察や必要な保護を都道府県知事に申請することができる。もちろん、申請することができるだけであって、入院させることができるわけではない。その他警察官、保護観察所や矯正施設の長には通報義務等、精神科病院の管理者には届け出義務等があり、通報があった場合には都道府県知事は患者の診察を指定医に行わせなければならない[法第27条]。この指定医が行わなければならないという規定がある以上、法第19条の指定医の研修義務というのは必要になるのである。

その指定医の診断において入院、任意入院の同意に関する問題が出てくる。現在の精神病院の入院形態は原則として任意入院、つまり患者本人が「私が入る。診てもらいたいんだ」といって入院するというかたちで入院することを原則としている。これを同意といっているが、われわれが一般の生活や民法上でいう同意とは少し違っている。というのは、通常民法で同意というときには認識しての同意のことであるが、この精神保健福祉法での任意入院における同意というのは、患者が自ら入院を拒むことができるにもかかわらず、積極的に拒んでいない状態も同意とするのである（この解釈には、近年は患者の権利尊重が精神科病院において進み、不要との感もある。）[1]。しかし患者のなかには、その表現ができない

からこそ治療が必要な人もおり、本当は拒否したいがそれをいえないという場合もある。それでも入院させてしまうとある点では人権侵害にあたるかもしれない。このように、良い面と悪い面の両方がある。それでも、入りますねといわれて「はい」といえなくても治療が受けられるという良い面の可能性を考えて、この場合の同意をとらえることになるが、疑問はある。

　この任意入院だが、自ら入った以上は自らの意思で退院できることになっている。そのことは書面で知らせるよう、精神障害者入院施設の管理者には決められている。精神科病院の管理者は任意入院の場合には退院等の請求に関して書面で知らせることになっている。ただし、指定医が診察して入院継続の必要があるというときには、厚生労働省の定める一定の事項を診療録に記載して72時間に限り退院延期できる。この点でまた人権侵害が増長されたと主張する人もいる。「精神保健法」では退院の延期は48時間だったことから、さらに長く拘留されることにならないかというのである。これは入院なのだが、出たい人にとっては拘留と同じで人権侵害だと問題になったときもあった。

　そのほか、措置入院、応急入院、医療保護入院など、いつくかの入院のパターンがある。

　医療保護入院というのは本人の同意がなくても家族等（精神障害者の配偶者、親権を行う者、扶養義務者及び後見人又は保佐人）の同意があれば入院させることができ、応急入院になると、家族等の同意が得られない場合でも指定医によって医療上の保護という目的で72時間以内であるならば入院させることができる。結局、医療保護入院に切り換えれば、本人が拒否しても家族等の同意のみで入院させられてしまう。すなわち、法律が改正されてもなんらかのかたちで入院させてしまうことが不可能ではなく、まだまだ人権配慮が十分なされていないという点が指摘される。ただし、完全に本人の意思を認めてしまうと、指定医が入院したほうがいい、入院を継続したほうがいいと判断しても、本人が望まなければできなくなり、それはそれで問題があるのではないかとも思う。ある程度は安定するまでの治療は必要であろうと考えてはいるが、非常に難しい問題である。

Ⅱ　高齢者の医療の確保に関する法律

1　経　緯

2002 年（平成 14 年）に行われた高齢者医療制度改革では、それまで 70 歳以上となっていた高齢者の対象を 75 歳以上に引き上げ、自己負担を原則 1 割とした。そして現在の前期高齢者にあたる 70 〜 75 歳未満は健康保険法の該当として高齢者受給者証の交付等を行ったものである。また、高齢者の対象を 65 歳から 70 歳未満、70 〜 75 歳未満、75 歳以上の 3 つに分割したのも 2002 年の制度からである。

　この当時、65 歳から 70 歳未満は上の年代より医療費を使わないだろうと試算し、自治体の老人医療費助成制度の上で、医療費を縮小できる内容に変えていくという動きをしたわけである。しかし、この平成 2002 年の高齢者医療制度改革は、それ自体だけが目的ではなく、2008 年（平成 20 年）度の 4 月から行う制度改革を目指した流れだったと考えられる（これらの内容は小泉政権時代の 2001 年 11 月と 2005 年 12 月の政府・与党社会保障改革協議会による医療制度改革大綱にも明記されている）。

　現在の高齢者医療とは、その医療費の増加が、保険医療全体の存続にもかかわるほどの大きな問題となっている。この壊滅的な医療費増大の背景は、超高齢化社会における高齢者医療費の予想を超える増大さであったことはいうまでもない。しかしこれは今日問題化したわけではなく、以前から社会保障制度の改革が幾度となく行われてきている。最も大きな高齢者医療と福祉の改革としては、今から遡ること 20 数年前、当時の高齢者に関する大きな二大制度であった老人保健法（制度）と老人福祉法（制度）がともに担っていた高齢者介護の制度と費用を何とか合理化できないかという発想のもとであった。

　老人保健制度とは、主として医療の問題であり、老人福祉制度というのは、文字通り高齢者福祉の問題だが、実は老人保健制度と同様で、今日の介護にかかわる内容が含まれていた。つまり二つの制度で高齢者介護に関する内容で重なる部分があることから、制度的、費用的に無駄が多いものと判断されていた。これを一本化することで少しでも財政を軽くできるのではとなった訳である。ただし制

度を一本化しても財政が一気に好転できるとは考えられず、一本化した制度に新たに保険料を課すということで財政の安定を図り、1998 年に介護保険法として成立し、2000 年度から介護保険によるサービスが開始された。

　この平成の社会保障改革である介護保険制度の開始に伴い、医療費が縮小される予定だったが、2005 年度（平成 17 年度）の推計では 33 兆円を超え、史上最高額の医療費となった。この大きな部分を占めているのが高齢者、特に 75 歳以上の高齢者にあたることから、さらなる高齢者医療の改革に迫られることになり、2008 年 4 月に行われた本法への改正の目的となった。なお、従来の老人保健法における老人保健事業のうち、各医療保険者の行う特定健康診査・特定保健指導（本項の 3 特定健康診査を参照）以外の保健事業は、引き続き市町村において健康増進法に基づく事業として実施されている。

2　目的と定義

　本法は、国民の高齢期における適切な医療の確保を図るため、医療費の適正化を推進するための計画の作成及び保険者による健康診査等の実施に関する措置を講ずるとともに、高齢者の医療について、国民の共同連帯の理念等に基づき、前期高齢者に係る保険者間の費用負担の調整、後期高齢者に対する適切な医療の給付等を行うために必要な制度を設け、もって国民保健の向上及び高齢者の福祉の増進を図ることを目的とする [法第 1 条]。

定義

①保険者：医療保険各法の規定により医療に関する給付を行う全国健康保険
　協会、健康保険組合、都道府県及び市町村、国民健康保険組合、共済組合
　又は日本私立学校振興・共済事業団をいう [法第 7 条第 2 項]。

②主な加入者：次に掲げるものをいう。

　a　健康保険法の規定による被保険者。ただし、同法第 3 条第 2 項の規定
　　による日雇特例被保険者を除く。

　b　船員保険法の規定による被保険者

　c　国民健康保険法の規定による被保険者

　d　国家公務員共済組合法又は地方公務員等共済組合法に基づく共済組合

　の組合員

　e　私立学校教職員共済法の規定による私立学校教職員共済制度の加入者

3　特定健康診査

　厚生労働大臣は、特定健康診査（糖尿病その他の政令で定める生活習慣病に関する健康診査をいう。以下同じ。）及び特定保健指導（特定健康診査の結果により健康の保持に努める必要がある者（血圧、血糖、脂質等に関する健康審査の結果により生活習慣の改善が必要な者）として厚生労働省令で定めるものに対し、保健指導に関する専門的知識及び技術を有する者（医師、保健師、管理栄養士等。）として厚生労働省令で定めるものが行う保健指導をいう。以下同じ。）の適切かつ有効な実施を図るための基本的な指針（以下「特定健康診査等基本指針」という。）を定めるものとする。特定健康診査等基本指針においては、特定健康診査及び特定保健指導の実施方法に関する基本的な事項、その他の事項を定めている［法第18条第2項］。

　これにおいて保険者は、特定健康診査等基本指針に即して、5年ごとに、5年を一期として、特定健康診査等の実施に関する計画（以下「特定健康診査等実施計画」という。）を定めるものとし［第19条］、これに基づき、厚生労働省令で定めるところにより、40歳以上の加入者に対し、特定健康診査を行うものとなっている。

　また、特定健康診査の結果により健康の保持に努める必要がある者として厚生労働省令で定めるものに対し、保健指導に関する専門的知識及び技術を有する者として厚生労働省令で定めるものが行う、特定保健指導を行うものとする［法第24条］。

4　後期高齢者医療制度の概要

　老人保健法の目的や趣旨は踏まえたまま、本法へ改正され、75歳以上の医療については後期高齢者医療制度が始まり、要点は以下のようになっている。

a　75歳以上の後期高齢者については、その心身の特性や生活実態等を踏まえ、本法に独立した後期高齢者医療制度を創設する。

b　また65歳〜74歳の前期高齢者については、退職者が国民健康保険に大量に

加入し、保険者間で医療費の負担に不均衡が生じていることから、これを調整する前期高齢者交付金制度を創設する。

c　そしてｂの内容をうけて現行の退職者医療制度は廃止する。

d　財源は患者負担以外は、公費約５割、現役世代からの支援約４割、高齢者から約１割としている。高齢者の保険料負担は等しく負担する均等割と所得に応じた所得割の合計となる。

e　現役世代からの支援は国民健康保険と被保険者保険の加入者数に応じた支援となる。

f　窓口負担は、現行の老人保険制度と同様医療費の１割（現役並みの収入の場合は３割）を負担する。

　このように75歳以上と65歳以上の一定の障害のあると認定された者が後期高齢者医療の被保険者となる。一定の障害とは、これまで市町村長が認定してきた、いわゆる寝たきり等を中心とした人々ということに変わりはない。

　そしてこの後期高齢者医療制度加入後は、国民健康保険や被用者保険の被保険者ではなくなる。したがって老人保健医療受給者証と健康保険証が使えなくなることから、新しい被保険者証が交付され、これは広域連合から市町村窓口を通じて交付されることになっている。この新たな制度で受けられる医療自体は、老人保健制度と同様の医療給付が受けられるものである。たしかに新制度となり、医療費を支払う年齢層を広げているが、制度の医療給付、いわゆる現物支給の部分は変わっていない。したがって、この制度は医療費を徴収する幅を広げることがおおきくクローズアップされる制度だといえる。このようにみる限り、この法改正はいわゆる医療の内容や質といったものが大きく変革したというよりも、いかに医療費を確保するかという法改正の裏側が垣間見えることとなる。それだけ医療保険制度は追い込まれており、決して予断を許すような状態にはないのだともいえる。

Ⅲ　地域保健法

　本法は、高齢・少子化社会と疾病構造の変化等に対応するため、地域保健対策を総合的に推進し、その強化をもって地域住民の健康保持および増進に寄与することを目的としている。

　地域保健の多くは保健所が担っており、その事業は、以下のとおりである。

1　必須事項［第6条］

　保健所の行う事業は［a　地域保健に関する思想の普及および向上に関する事項、b　人口動態、その他地域保健に係る統計に関する事項、c　栄養の改善および食品衛生に関する事項、d　住宅、水道、下水道、廃棄物の処理、清掃その他の環境の衛生に関する事項、e　医事および薬事に関する事項、f　保健師に関する事項、g　公共医療事業の向上および増進に関する事項、h　母性および乳幼児並びに老人の保健に関する事項、i　歯科保健に関する事項、j　精神保健に関する事項、k　治療方法が確立していない疾病その他特殊の疾病により長期に療養を必要とする者の保健に関する事項、l　感染症その他の疾病の予防に関する事項、m　衛生上の試験および検査に関する事項、n　その他地域住民の健康の保持および増進に関する事項］。

2　任意事業［第7、8条］

　［a　所管区域に係る地域保健に関する情報を収集し、整理しおよび活用すること、b　所管地域に係る地域保健に関する調査および研究を行うこと、c　歯科疾患、その他厚生労働大臣の指定する疾病の治療を行うこと、d　試験、検査の実施並びに医師、歯科医師、薬剤師等に試験、検査に関する施設を利用させること、e　都道府県の設置する保健所には、所管区域内の市町村の地域保健対策の実施に関し、市町村相互間の連絡調整を行いおよび市町村の求めに応じ、技術的助言、市町村職員の研修その他必要な援助を行うこと］。

　保健所の所管区域内の一層の公衆衛生の向上等、当該保健所の事項を審議する

ため、運営協議会が置かれている［第 11 条］。

3　その他の活動

　保健師の活動は、今後一段と重要になってくるはずである。市町村における老人検診や介護保険、地域ステーションなどが整備されてくると、おそらく医師よりも保健師を中心として地域の医療はまわっていくのではないかと思われる。

註

1）「精神保健及び精神障害者福祉に関する法律の一部を改正する法律」［平成 11 年 6 月 4 日法律第 65 号］。

2）精神保健法規研究会編・精神保健法詳解、中央法規（1990 年）99 頁。

》》 第 10 講　　社会保障制度の現状

I　医療保険改革の必要性

　近年の日本の医療費は、枯渇への道を一歩一歩と進んできたと言っても過言ではない。特に高齢者医療にかかる費用は増塩の一途をたどり、高齢者介護の費用一本化により医療費の減額をねらった2000年の介護保険サービス施行は、いっときの国民医療費の減額を見たが、焼け石に水の感は拭えないものだった。
このような背景から政府は、2005年に高齢者の患者負担、特に後期高齢者医療制度の運営主体、要するに自治体の財政負担をどのように捉えるかを中心に議論を重ね、同じ2005年12月に政府与党の医療改革協議会で、医療制度改革大綱を取りまとめた。2001年の医療制度改革においては「患者中心の医療」というものを明確に打ち出したが、2005年の医療制度改革大綱では、予防介護や生活習慣病等の予防医療というものをさらに体系的に取り組むことを示唆し、その目的は医療費の削減にあることは当然であった。この大綱の決定によって、厚生労働省は将来的に介護保険適用の療養病床を廃止することを含む「療養病床の将来像について」を取りまとめて、2006年の医療制度改革では約36万床から約15万床まで下げるという改正内容を発表した（費用を医療保険でまかなう「医療型」の25万床を2012年度末に15万床へと減らし、介護保険でまかなう「介護型」は全廃する計画を打ち出した。介護型は当時約13万床で、2007年末現在約11万床まで減っている。）。

　これが本当に削減されれば、端的にいって療養病床が半分以下となり、入院患者がその分減ることとなる。そして慢性を含めた療養病床に入っている高齢者には「早く出てください。そのために予防医学、予防介護を一生懸命やりますから」というような政策である。これにより療養病床の廃止分は、よりコストの低い老人保健施設や有料老人ホームなどに転換し、厚生労働省は年間3000億円程度の医療・介護給付の削減を見込んでいたとされる。しかし実際には、入院等を含めた医療行為が必要な高齢者も多く、非常に厳しい政策だったといえる。

　結局は、医師会等を中心とした反対論が強く、厚生労働省は当初の計画を大幅に緩和し、5万床上乗せした20万床程度を存続させる方針へ転換した。そして

高齢者人口の伸びへの対応と、早期のリハビリテーションを重視する観点から計画修正に踏み切ることとなった。しかし、療養病床の削減が緩和されるということは、医療費の削減効果も限定的にならざるを得ず、将来の税負担増や現役世代の保険料のさらなる引き上げにつながる可能性が課題として残ることになった。これはやはり医療の質や医師不足の解消等も含んだ抜本的かつ長期的な医療制度が必要ではないか。近年の医療制度改革が、医療費確保に特化したような制度改革であるならば、やはり疑問を禁じ得ないことになる。医療保険制度とは、国家の責任として、長期に安定した医療とその安全を国民に提供することが前提である。急場しのぎの財源確保だけに奔走するならば、これまで掲げた「患者中心の医療」や「良質な医療の提供」といった高邁な理念は、むなしく地に落ちる可能性をも国民は想定しなければならないからだ。

　このように高齢者を中心とした医療・介護をこれからも安定・継続させていくには、新たな制度改革を行いながら慎重に進めていかなければならない。その基本を担うのが、2012 〜 2013 年にかけて制定された「社会保障・税一体改革大綱について」と「持続可能な社会保障制度の確立を図るための改革の推進に関する法律」である。

　そして 2022 年（令和 4 年）の医療保険制度改革においては、「出産育児一時金の引き上げ」については、出産育児一時金について、費用の見える化を行いつつ、大幅に増額する。そして後期高齢者医療制度が出産育児一時金に係る費用の一部を支援する仕組みを導入することがあげられた。

　「高齢者医療を全ての世代で公平に支え合う仕組み」については、現役世代の負担上昇を抑制するため、後期高齢者医療における高齢者の保険料負担割合を見直すことが考えられている。

　そして「被用者保険における負担能力に応じた格差是正の強化」については、被用者保険者支援の在り方を見直すとともに、②前期高齢者の給付費の調整において、現行の「加入者数に応じた調整」に加え、「報酬水準に応じた調整」を導入することが考えられている。

Ⅱ　健康保険法

　これは「健保」と呼ばれ、適用事業所に使用される労働者と任意継続被保険者を被保険者とし、被保険者およびその者が扶養する被扶養者の業務外の疾病、負傷、分娩、死亡などについて短期的経済的損失について保険給付を行うことを目的とする。

　この業務外というのは、業務上であれば労災の対象になるからである。短期的経済的損失というのは、例えば障害を持った場合などは健保ではなく、「身体障害者福祉法」などの法規で保護がなされることになるからである。本法の場合、けがをした、病気をしたという、診療、治療において短期的に治ることを前提に医療を行うことが原則となるのだ。

　被扶養者、被保険者に扶養されている者とは、直系尊属、配偶者、子、孫、さらにここで大事なことは事実婚の配偶者も含むことである。社会福祉法制度のなかでは、法律婚だけではなくて事実婚についても認めている部分もある。これは、同一の生計を維持している状態が長期にわたってつながっているが、法的な手続き・婚姻手続きをしていないだけで、事実上夫婦としての生活が営まれているということが保護の対象となっている。

1　地域保険と職域保険

　医療保険は大別して、地域保険、職域保険と後期高齢者医療制度の3つに分かれるが、健康保険や公務員・教員などの共済の場合はすべて職域保険になる。地域保険はひとつしかなく、国民健康保険である。つまり自営業者など他の保険に加入していないものが、現在住んでいる地域を保険者として加入するものである。そして、75歳以上の者はすべて後期高齢者医療制度の対象となる。

2　保険者

　保険者は、保険料を集めて運営していく側である。健康保険の場合、事業所、つまり企業が保険者となる。ただし、大企業であるのか中小企業であるのかによっ

て随分差異がある。保険者のうち組合管掌健康保険というのは、主として大手企業のサラリーマンなどが対象の被保険者になる。もうひとつが全国健康保険協会管掌健康保険として中小企業の従業員などが入る保険である。組合管掌と協会管掌とを比べると、組合のほうが小さくて政府が大きいような気がするが、単独の組合で保険ができるくらい大きいという意味である。政府のほうは、中小の企業の被保険者が集まって都道府県ごとに音頭をとって行っていると考えればいい。大きい企業であれば組合単位で保険ができる。最近はひとつの会社というよりも、横の職域保険、例えば企業グループなどいろいろなものがある。従来は 5 人以上の事業所は強制適用事業所になっていた。現在は法改正により 1 人からでも入れるようになっていることから、すべての労働者は健康保険に入ることができる。

3　保険料と療養費

　健康保険は現物給付である。通常、障害保険であれば亡くなったときに支払われるのは現金である。しかし健康保険の場合、金銭をもらって医療機関に行くのではなく、医療機関から治療を受けることを保険給付の内容としており、これを現物給付というのである。

　具体的には、窓口に保険証を提示し、医療機関はその確認をする義務がある。現実には医療契約において、保険証の提示が医療を受けるための必要条件になっていず、保険がなくても医療が受けられる。ただし、後で保険証による確認がされなければ当然保険は適用されず全額自己負担となる。つまりそれは、保険医療というのはもともと特別枠であり、昭和 30 年代に国民健康保険ができた時点で、すべての国民がなんらかの医療保険に入ることになった。結局、医療保険が日常的にみえるだけであり、一般医療は保険証がなくても受けられる。実際には保険証の提示と医療が契約上結びつくようになり、保険の適用があるかないかの問題なのである。そしてそれすらも、意識不明で担ぎ込まれた人間に保険証の提示がないから医療を開始しないということはない。すべては患者側に立って考えられることが原則となっている。

　本人の自己負担については、70 歳未満は 3 割負担（義務教育就学前は 2 割）、70 〜 74 歳は 2 割負担（現役並みの所得者は 3 割）、75 歳以上は 1 割負担（現役並みの所得者は 3 割）となっている。

図1 保険診療と支払いの仕組み

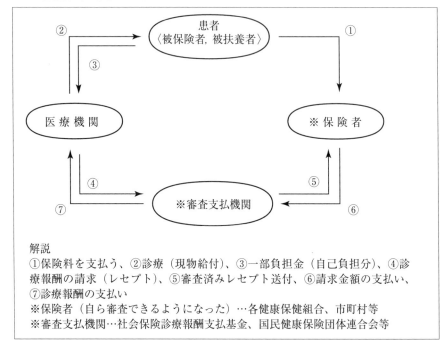

解説
①保険料を支払う、②診療（現物給付）、③一部負担金（自己負担分）、④診療報酬の請求（レセプト）、⑤審査済みレセプト送付、⑥請求金額の支払い、⑦診療報酬の支払い
※保険者（自ら審査できるようになった）…各健康保健組合、市町村等
※審査支払機関…社会保険診療報酬支払基金、国民健康保険団体連合会等

　療養費の給付については、特別なものとして述べる。整体・カイロプラクティックは国家資格がないこともあり保険適用はもちろんない。ただ、柔道整復師の場合は、保険者との契約による（受領委任）療養費の給付というかたちになっている。本来は患者が自己負担し、接骨院などから保険者に連絡がいって現金が返ってくるというシステムなのだが、それだと手元に現金がないかぎり施術は受けられない。そこで、通常の保険と同様に、被保険者は自己負担以外は支払いをせず、接骨院などから保険者を通じてそこの間で金銭のやりとりをする。現実として現物給付のかたちをとる。これは「受領委任」という法律上の契約に基づいている。完全に医療保険制度のなかではなく、プラスアルファとして行われているものである。また、柔道整復師は医療保険を随時適用されているわけではなく、例えば骨折などについては医師の同意が必要となる。そして、鍼灸師等はすべての場合について医師の同意が必要であり、その対象となる疾病（神経痛、リウマチ、頸

腕症候群、腰痛症等）であれば健康保険の給付対象となる。なお、健康保険の対象とならない場合は、全額自己負担となる。

Ⅲ　国民健康保険法

国民健康保険は、概要は健康保険とあまり変わりがない。違う点があるとするならば、地域保険であり、その地域に住んでいる住民で健保や船員保険、各共済組合、日雇特例被保険者に加入していない人たちが入る保険という点である。つまり、職域保険に入っていない人すべてをフォローするものである。保険者は当該都道府県内の市町村（特別区を含む）、国民健康保険組合である。国民健康保険組合は、数百人から数千人単位（同業者300人以上）の個人開業の人たちが集まって組合をつくっている。有名なものが医師会、弁護士会等で、独自で国民健康保険組合をつくっている。

Ⅳ　介護保検法

1　近年の法改正

介護予防などを柱として、2005年6月22日に改正介護保険法が成立し、同年10月以降、改正法が順次施行され、2006年4月施行分の中心は、次のようになった。

a　予防重視型システムへの転換

b　利用者負担の見直し

c　新たなサービス体系の確立

d　サービスの質の確保・向上

e　制度運営・保険料の見直し

であり、特に認定区分の要支援を1、2と二段階とし、そこに予防重視の介護予

防サービスを設けたことが大きな特徴といえる。ただし、筋力トレーニングなどで要介護度の悪化を防ぐ取り組みが進む一方、訪問介護を受けられる時間が減った利用者から、不安や不満の声がでてきており、新たな対応も望まれている。

　その後も改正は続き、2016 年には地域密着型通所介護が創設、2018 年の改正ではサービス利用料の自己負担額が最大 3 割となり、介護保険と障害福祉の両制度に位置づけられた「共生型サービス」が受けられる施設として「介護医療院」が創設された。

　そして 2021 度の改正では、高額介護サービス支給制度の上限見直し、地域包括ケアシステムの強化、介護人材確保及び業務効率化の取り組みの強化や社会福祉連携推進法人制度の創設等が行われ、2024 年度改正では、介護保険サービスの負担を原則 2 割等が予定されている。

2　保険者と被保険者

　まず「介護保険法」とは、「加齢するに伴って生ずる心身の変化に起因する疾病等により要介護状態となり入浴、排泄、食事等の介護、機能訓練ならびに看護および療養上の管理その他の医療を要するもの等について、これらの者がその有する能力に応じ自立した日常生活を営むことができるよう、必要な保健医療サービス（および福祉サービス）に係る給付を行うため、国民の共同連帯の理念に基づき介護保険制度を設け、その行う保険給付等に関して必要な事項を定め、もって国民の保健医療の向上および福祉の増進を図ることを目的とする」。これについてまず理解すべきは、最初の「加齢するに伴って生ずる心身の変化に起因する疾病」という点である。つまり加齢するに伴って生じるのではない疾病は、介護保険の対象としては考えられていない。40 歳から保険料を支払い始めるのだが、これは被保険者を 65 歳以上とそれ以下の 2 つに分けている。65 歳以上は高齢者であり、初めから加齢に伴って生じるので疾病と考える。しかし、45 歳で交通事故などにあっても、加齢に伴って生じた疾病とはいえず、保険の対象外になる。もちろん、他の法規により身体障害者の保障などがあるが、介護保険としての範囲ではない。ではなぜ 40 歳から払わなければならないのかといえば、高齢者としての加齢に伴って生ずる疾病を防ぐ、予備群としての対策を行うという点も含めて 40 歳から支払いが始まるのである。40 歳をすぎれば加齢に伴い生ずる疾病

になる人もいる。また、65歳以上の1号被保険者は原則として年金から天引きされる。

　そして要介護者：次の各号のいずれかに該当する者をいう。

a　要介護状態にある65歳以上の者

b　要介護状態にある40歳以上65歳未満の者であって、その要介護状態の原因である身体上又は精神上の障害が加齢に伴って生ずる心身の変化に起因する疾病であって政令で定めるもの（以下「特定疾病」という。）によって生じたものであるもの。

＊特定疾病

筋萎縮性側索硬化症、後縦靱（じん）帯骨化症、骨折を伴う骨粗しょう症、多系統萎縮症、初老期における認知症、脊髄（せきずい）小脳変性症、脊柱管狭窄（せきちゅうかんきょうさく）症、早老症、糖尿病性神経障害、糖尿病性腎（じん）症および糖尿病性網膜症、脳血管疾患、パーキンソン病関連疾患、閉そく性動脈硬化症、関節リウマチ、慢性閉そく性肺疾患、両側の膝関節または股関節に著しい変形を伴う変形性関節症、がん（医師が一般に認められている医学的見地に基づき回復の見込みがない状態に至ったと判断したものに限る）。

3　要介護等の申請と認定

　介護保険とは、例えば脳梗塞などで倒れる、認知症が発現するなどの状態になったときからしか始まらない。したがって、発症してからの保険となる。その後に市町村に申請をするのだが、その際に指定居宅介護支援事業者（ケアプラン作成事業者）や介護保険施設に申請手続きを代わって行わせることができる。申請を受けた市町村は、介護支援専門員（ケアマネジャー）に委託して訪問調査を行う。そこに主治医の意見が加えられる。一次申請はコンピュータでやるかたちになっている。しかし、今まで介護の必要な人でも、自立支援を目的とするため、自立の意識がある人ほど介護が不要と認定されることもある。自立意欲がなくて、活動ができないといっている人ほど介護が受けられる可能性があることが危惧される。

　認定は介護支援専門員（ケアマネジャー）の調査とかかりつけ医の意見をもとに要介護状態なのかどうかという審査と判定がなされる。市町村に介護認定審査

図2 サービス等の種類

	予防給付におけるサービス	介護給付におけるサービス
都道府県が指定・監督を行うサービス	◎介護予防サービス 【訪問サービス】 ○介護予防訪問介護 ○介護予防訪問入浴介護 ○介護予防訪問看護 ○介護予防訪問リハビリテーション ○介護予防居宅療養管理指導 【通所サービス】 ○介護予防通所介護 ○介護予防通所リハビリテーション 【短期入所サービス】 ○介護予防短期入所生活介護 ○介護予防短期入所療養介護 ○介護予防特定施設入居者生活介護 ○介護予防福祉用具貸与 ○特定介護予防福祉用具販売	◎居宅サービス 【訪問サービス】 ○訪問介護 ○訪問入浴介護 ○訪問看護 ○訪問リハビリテーション ○居宅療養管理指導 【通所サービス】 ○通所介護 ○通所リハビリテーション 【短期入所サービス】 ○短期入所生活介護 ○短期入所療養介護 ○特定施設入居者生活介護 ○福祉用具貸与 ○特定福祉用具販売 ◎居宅介護支援 ◎施設サービス ○介護老人福祉施設 ○介護老人保健施設 ○介護療養型医療施設
市町村が指定・監督を行うサービス	◎介護予防支援 ◎地域密着型介護予防サービス ○介護予防小規模多機能型居宅介護 ○介護予防認知症対応型通所介護 ○介護予防認知症対応型共同生活介護(グループホーム)	◎地域密着型サービス ○定期巡回・随時対応型訪問介護看護 ○小規模多機能型居宅介護 ○夜間対応型訪問介護 ○認知症対応型通所介護 ○認知症対応型共同生活介護(グループホーム) ○地域密着型特定施設入居者生活介護 ○地域密着型介護老人福祉施設入所者生活介護 ○複合型サービス
その他	○住宅改修	○住宅改修

市町村が実施する事業	◎地域支援事業 <table><tr><td>介護予防・日常生活支援総合事業を実施する市町村 ○介護予防・日常生活支援総合事業 (1)要支援・二次予防事業 ・予防サービス事業 ・生活支援サービス事業 ・ケアマネジメント事業 ・二次予防事業対象者の把握事業 ・要支援・二次予防事業評価事業 (2)一次予防事業 ・介護予防普及啓発事業 ・地域介護予防活動支援事業 ・一次予防事業評価事業</td><td>介護予防・日常生活支援総合事業を実施しない市町村 ○介護予防事業 (1)二次予防事業 ・二次予防事業対象者の把握事業 ・通所型介護予防事業 ・訪問型介護予防事業 ・二次予防事業評価事業 (2)一次予防事業(同左)</td></tr></table> ○包括的支援事業 ・介護予防ケアマネジメント業務(介護予防・日常生活支援総合事業を実施する市町村は同事業のケアマネジメント事業の中で実施) ・総合相談支援業務 ・権利擁護業務 ・包括的・継続的ケアマネジメント支援業務 ○任意事業

注　地域支援事業については、平成26年の制度改正により、平成27年4月以降改正される予定。

(2014/2015年「国民衛生の動向」より引用)

会が置かれ、学識経験者など市町村が任命する委員が行う。要介護認定が行われた場合、申請日以降に利用したサービスが適用を受けることになる（図 2）。

4　保険給付（介護給付および予防給付）

　介護保険では、利用者（被保険者）が自らの意思に基づいて利用するサービスを選択することが基本（介護サービス計画）である。そして、このような利用者の自己決定をサポートするために市町村、居宅介護支援事業者等が、介護サービスの情報提供を行うことになっている。

　また、事業所やサービスを選ぶことが可能であり、申請して認定されたサービスが不十分として充実させたければ、自費で払うことは可能である。それしかしないというのではなく、それしか給付しないということである。

　介護保険の財源であるが 2 つに分かれている。主たるものが 65 歳以上の高齢者（第 1 号被保険者）および 40 ～ 64 歳の若年者（第 2 号被保険者）の保険料、もう一つが公費である。2000 年の介護保険サービス開始当時、高齢者の保険料は 18％、40 歳以上の若年層が払うのが 32％、計 50％である。この高齢者の 18％の約 8 割が年金からの天引きで、残りの 2 割程度の者がなんらかの理由で天引きが難しいかできないとして市町村が個別徴収となると予想していた。しかし、公費 50％のうちの 25％が国、都道府県と市町村がそれぞれ 12.5％という自治体の負担が重たかった。市町村が全体の 12.5％を支払うのだが、高齢者の多い市町村であれば結構な額になる。現在、国民健康保険、国民年金も市町村単位で行っている。ここに介護保険が加わることで財源が破綻するといった市町村もあったことから、導入の決定に際して反対が起こった。それは介護を行うことに反対したのではなく、財源を市町村に求めることに反対したのである。この市町村の重負担問題は、現在も解決していない。

　なお、サービスを利用した場合、原則かかった費用の 1 割（一定所得以上は 2 割）は自己負担となる。

Ⅴ　国民年金法

1　被保険者

　国民年金は、昭和 36 年国民皆年金制度として誕生した。そして幾多の改正を経てきたが、本稿は平成 12 年 3 月に成立した「国民年金法等の一部を改正する法律」等の改正点を中心に進めることとする。

　被保険者は、原則として厚生年金、共済年金等、他の年金制度によるものを除く 20 歳以上 60 歳未満のすべての国民を対象にしている。ただし 20 歳以上の学生については平成 3 年から強制適用としていたものが平成 12 年 4 月 1 日より次のように改正された。学生本人が一定以下（平成 2007 年時で年収 117 万円以下）の収入の場合には、申請に基づき在学期間中の保険料納付を要しないものとした。なお、学生特例期間の各月から 10 年間は保険料を追納できることとした。つまり、学生時代は所得がなくとも卒後には保険料負担が可能との考慮である。未納の期間は年金額に反映しない。

2　年金の支給要件　※ 65 歳以上

　国民年金（老齢基礎年金）の支給要件は、保険料納付期間と免除期間の合計が 25 年を過ぎていなければならない。満額支給には 40 年間必要であり、加入期間が 40 年に満たない分だけ減額される。2014 年度の一般保険料は月額 1 万 5,250 円となっている。

　なお、国民年金を減額して繰り上げ支給を受ける場合、平成 13 年 4 月 1 日以降に 60 歳を迎える者（昭和 16 年 4 月 2 日生まれ以降）の支給率は月単位に改正される。

3　国民年金基金

　基礎年金しかなかった国民年金に厚生年金受給者との公平を図るため、上乗せの公的年金制度として平成 3 年 4 月より制度が施行された。これには次の 2 つのタイプがある。

a　地域型国民年金基金

各都道府県ごとに各地域内に住居を有する 1000 人以上の者で設立できる。

b　職能型国民年金基金

同種の事業または業務に従事する 3000 人以上の者により組織され、同業者で全国に 1 つ設立できる。

国民年金基金の加入は任意であるが、加入には制限がある。農業年金の被保険者、国民年金の任意加入者および国民年金の保険料を免除されている者は加入することができない。

VI　厚生年金保険法

1　被保険者

厚生年金は民間企業等、一定の事業所で働く労働者が 5 人以上は強制適用事業所となり、そこに雇用される 65 歳以上の者は被保険者となる。それ以外の事業所で雇用されている者も適用の拡大が行われ、現在ではすべての法人が適用の対象となっている。

また、厚生年金の被保険者は同時に国民年金の第 2 号被保険者であり、国民年金（老齢基礎年金）と厚生年金（老齢厚生年金）を併せて加入し、保険給付を受けることになる。

2　保険給付

本法による保険給付は次のとおりである。

a　老齢厚生年金

b　障害厚生年金および障害手当金

c　遺族厚生年金

ここでは老齢厚生年金について述べることにする。

老齢厚生年金の支給要件は、国民年金（老齢基礎年金）と同様であり、保険料は 2008 年 9 月現在 15.350 ％であるが、平成 21 年 9 月より平成 22 年 8 月まで

15.704％であり、毎年保険料が更新され、最終的に平成29年9月以降は18.30％に固定することになっている。そして平成12年度から育児休暇中の保険料は本人負担分に加え、企業負担分も免除となる。この免除期間は被保険者期間として年金額に反映される。

　また、平成12年度からの法改正により昭和28年（女性は昭和33年）4月2日以降生まれの者は65歳になるまでは段階的に報酬比例部分の年金も引き上げられるが、希望により65歳以降に受け取れる老齢基礎年金と老齢厚生年金を同時に繰り上げて受け取ることができるようになった（完全65歳支給となる者の場合）。

　なお、平成14年4月1日からは在職中は70歳になるまで保険料納付のうえ、支給制限を受けるようになり、平成15年4月より総報酬制が導入された。少子高齢化の現実は年金にも大きな変化をもたらすことになった。

3　厚生年金基金

　この制度は、1966年10月から実施されたものである［第106条以下］が、設立は一基金加入員数が、ａ単独設立型1000人以上、ｂ連合設立型1000人以上、ｃ総合設立型500人以上のいずれでもよいが、被保険者および労働組合の同意を各事業所ごとに必要とする。基金が設立されていると事業所の全員加入となる。

　この制度は2013年の法改正に伴い、2014年4月1日以降の新規設立は認められなくなった。

4　基金の年金給付の算定方式

　厚生年金保険と同様の方法をとる代行型（この方法で設立された基金はない）と、この代行型の方法で計算した額（基本部分）に、さらに一定額〔定額または賃金比例など一定の方式で計算した額（加算部分）〕を加算する加算型、および共済型（融合型ともいわれる）がある。共済型とは、代行部分とプラスアルファ部分が一体化となって計算されるもの（事例は少ない）である。

　ちなみに、2020年度の平均年金額は、年額58.2万円である。

Ⅶ　労働者災害補償保険法

　労働者災害補償保険法（以下、労災）は、業務外の疾病等を対象とする健康保険に対し、業務上の疾病等を対象としている。業務災害として補償されるには、業務上という認定が必要である。労働基準法上の業務上と同義だと考えるが、業務上の認定には労働者の従事した業務が最大の起因となる必要がある。つまりもともとの業務内容が災害の起因にならない場合は省かれる。このことを業務起因性という用語で表現する。また、労働者が使用者の指揮命令に従って業務を行うことを業務遂行性といい、つまり自分で勝手にした場合は認められない。業務規則に違反した場合、労災は下りないことになる。したがって、業務起因性があり業務遂行性が認められた時点で業務上となる。どちらかが認められないと業務上ではなくなる。

　通勤災害の場合は、「就業の途中、住居との間を合理的な経路、方法をもって往復していること」。往復経路においての逸脱、中断、これは日常生活上必要な行為で、しかもやむを得ない事情で最小限のときは通勤災害に該当する。逸脱は、他のところに行って途中で別ルートをとった場合、中断は途中下車して遊んでいた場合である。

　日常生活に必要な行為とは何かを以下に具体的に述べる。

a　日用品購入、その他これに準ずる行為

b　公共職業訓練施設で行われる職業訓練、学校教育法第 1 条に規定する学校で行われる教育、その他これに準ずる職業訓練であって職業能力の開発向上に資するものを受けるための行為

c　選挙権の行使、その他これに準ずる行為

d　病院または診療所で治療診療を受けることに準ずる行為

　このように労災は、さきほどの業務起因性、業務遂行性の両方があって業務上であること、通勤災害については合理的な経路、方法で往復している以外の逸脱や中断は、日常生活上必要な行為でしかも最小限でありやむを得ないことで認められる。それに該当した場合は労災が認定される。

　また、最近はストレス（過労）における死亡についての認識が随分変わった。というのは、何で死んだかというのではなく、どのような原因で労働のなかで疾病なり死に追い込まれたかという、内容をみようとし始めていることだ。

　労災については業務上の意味を理解すること、通勤災害をどういうかたちでとらえているかが重要であろう。

Ⅷ　労働安全衛生法

1　目　　的

　本法は、「労働基準法」［昭和 22 年法律第 49 号］と相まって、労働災害の防止のための危害防止基準の確立、責任体制の明確化および自主的活動の促進の措置を講ずる等、その防止に関する総合的計画的な対策を推進することにより、職場における労働者の安全と健康を確保するとともに、快適な職場環境の形成を促進することを目的とする［第 1 条］。

2　定　　義

　本法に関する用語の定義は以下のとおり［第 2 条］。

　a　労働災害：労働者の就業に係る建設物、粉じん等、または作業中やそれに
　　　関わる業務に起因して、労働者が負傷、疾病、死亡となること

　b　労働者：「労働基準法」第 9 条に規定する労働者（同居親族のみ使用の事
　　　務所に使用されるもの等を除く）

　c　事業者：事業を行い、労働者を使用するもの

　d　化学物質：元素および化合物をいう

　e　作業環境測定：作業環境の実体を把握するために空気環境や作業環境等に
ついてのデザイン、サンプリングおよび分析のこと

参考

1）角田豊、佐藤進・社会保障法［新版］、青林書院（1994 年）

2）岡村親宜・過労死と労災補償、労働旬報社（1990 年）

3）前田和彦・医事法講義［新編 5 版］、信山社（2023 年）

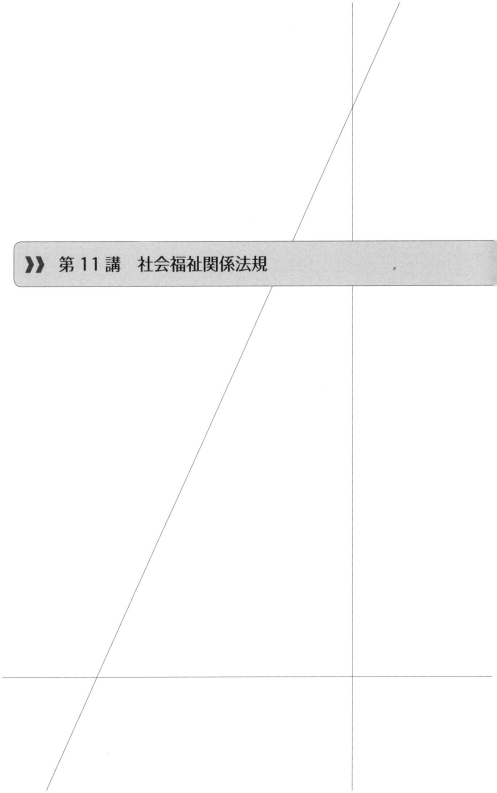

≫ 第11講　社会福祉関係法規

I 社会福祉について

社会福祉は、社会保障制度と並び、戦後、日本の憲法のなかで大きく取り上げられてきたもののひとつである。特に社会権についてはいわゆる戦前の憲法、大日本帝国憲法において明確な言及がなかったが、戦後、憲法の第 25 条に生存権が明確に入ってきたことにより、これがすべての医療、福祉、社会保障制度の根幹となっている。この憲法第 25 条があるからこそ、現在医療従事者を養成し、医師を各地に配分し、医療は福祉の要請する制度を拡充するということが成り立っている。

それでは、社会福祉とはいったい何を目的とするのであろうか。もちろん小分けにし深く追求すればたくさんの言葉が出てくると思われるが、ひとつ考えられるとすれば自立援助ということになる。しかし、自立援助という言葉は、ただ与えるのではなく本人がその意識を持ってなしうるように仕向けるという側面がある。すなわち、昔にあった救貧思想という考えに代表されるようなかたちではなく、自らの意識を確立し、身体的・精神的そして経済的なものを自ら行うことができるようにするという考えが福祉の根底にあると考えてよいだろう。その意味での自立の援助ということである。

II 生活保護法

生活保護法の目的は、憲法第 25 条（生存権）に規定する理念に基づき、「国が生活に困窮する国民に対し、その困窮の程度に応じ、必要な保護と、最低限度の生活保障を行い、自立を助長することを目的とする」とされている。ここでも「自立を助長」するという言葉が出てきているが、生活保護というのは、貧乏だからお金を与えるという制度ではなく、自立するまでフォローをするという意味である。つまり、「自立」が前提になる。何かの原因で職を失う、家庭的に経済が行

き詰まるという問題に対し、一生そのまま面倒をみるといっているわけではない。自立できるまでの間だけを保障するということであって、その人の人権を守るということが目的なのである。

　本人が自活できることを目指す以上、福祉を受けることは恥ずかしいことではない。税金を払って、日本社会に生きている国民にとっての権利であるという考え方である。従来から日本人は、福祉という制度については恥の思想があるが、現在では食べることに困窮する家庭を対象にするのみでなく、一般の生活レベルに追いつかない人たちについても福祉の対象としている。例えば母子家庭で、子どもが 3 人いて、生活に最低 20 万円必要だという場合、母親が小学生の子どもを抱えパートの給与が 10 万しかなかったとき、残りの 10 万円を補助、援助する制度であるというのが理念上の考え方である。つまり、子どもたちがいずれ中学、高校を出て働けるようになる、あるいは母親が再婚するなど、自活できる立場になればその保護は不必要となる。そのための「生活保護法」であり、ある意味では福祉の基本的な法規である。この保護法は戦後すぐにできたものであり、その背景には、戦後、引揚者等、生活に困窮する者が多く、まず食べていってもらうということから始まっている。

　昭和 25 年、朝鮮戦争が始まった当時、日本経済は戦争特需などにより少し上向きになり、仕事をすれば食べられるという時代になったが、けがや病気をした場合どうするかという問題はあった。そこでできたのがいわゆる医療保険制度である。「健康保険法」の拡充、国民皆健康保険制度の設立により、働きさえすれば生活ができ、けがや病気をしても医療費についてはある程度の負担をすればみてもらえるということから、生活がしやすくなってきたわけである。

　しかし問題は、高齢者、障害者など、初めから働くことが難しい人たちをどうするかということであり、これが年金の始まりである。

　その後、医療制度としては、高齢者の医療費が無料になり、それが 10 年でなくなり、今度は介護保険となるが、これらはすべて「生活保護法」から始まっている。このように「生活保護法」は自立できるよう援助する法律であって、貧乏な人に施すための法律ではない。このことについての理解が不十分なところが多い。生活保護を受けているのはすなわち恥ずかしいことだと思ったり、家庭自体に問題があるのではという考え方ではなく、誰でもなりうることなのである。生

活保護は受けさせていただくのではなく、すべての国民が持つ権利なのである。

1 保護基準

　ではこの「生活保護法」は、どのような要求を満たすことが必要なのだろうか。まず保護要件自体があり、保護請求権が無差別、平等に保障されていること、そして最低限度の生活は健康で文化的水準を維持するものであるということである。ただし、健康で文化的という意味において、食べていけるというのがこれにあたるのか、文化的ということで文化水準を考えなければならないのか、といった点は社会の変動に合わせていくという解釈である。残念ながら「生活保護法」だけでこれを全部表現することは難しく、例えば精神的なものに対しては、それ以外の福祉制度、いわゆる生きがい対策などが考えられる。さらに、行政の問題で「補足制の原則」とあるが、これは「利用する資産、能力、その他すべてのものを、最低限度の生活維持のために活用する」ことを要件としている。つまり財産といわれる株式や土地をすべて売却し、完全に資力を使い果たしたうえで、その不足分を負担するという考え方であり、ミーンズ・テスト（資力調査）が要件の確認のひとつとなる。

　以前、生活保護を受けている高齢者が、孫の大学資金として100万円近く貯め、保護をストップされたという問題で、行政が非難されたことがあった。しかし、法規というのはひとりの個人的な理由によってつくられているわけではなく、社会が平等に幸せになるにはどういう法規が必要かという観点でつくられているのである。したがって、100万円を貯められるだけの生活の余力があるのならば、それ以外の人にその100万円を使うことで、ある程度、生活を維持できる人が増えるはずだという考え方である。これについてはいろいろ議論があり、個人的には当該高齢者の心情を察するが、基本的にはミーンズ・テストをして資力がないと確認されなければ、生活保護を受けることはできないのである。そのほかに親族扶養優先といって、親や兄弟に余力がある、または同居している場合についても、生活保護を受けることはできないこととなっている。また実施機関として、地方公共団体が保護費の一部を負担するということが決められている。

　本法による保護基準は、保護は要保護者、その扶養義務者、またはその他の同居の親族の申請に基づいて開始される「申請保護」が原則となっている。以前、

申請をしないで親子がアパートで餓死したという事件があったが、本人たちが希望しないものを申請してしまうわけにはいかないのである。

　例えば精神的な負担を受けていて、一切を拒否してしまうような場合には、相談員を派遣するなり、カウンセリングによって保護を受けるよう進めることもひとつの方法として必要である。

2　保護の種類

　保護の種類としては生活扶助、教育扶助、住宅扶助、医療扶助、介護扶助、出産扶助、生業扶助、葬祭扶助の 8 種類がある。ここでは医療に関しての基準として、医療扶助について述べたい。

　医療扶助は、困窮のため最低生活を維持することのできない者に対して実施され、次の範囲内で現物支給によって行われる。

　a　診察

　b　薬剤または治療材料

　c　医学的処置、手術およびその他の治療および施術

　d　居宅における療養上の管理およびその療養に伴う世話その他の看護

　e　病院または診療所への入院およびその療養に伴う世話その他の看護

　f　移送

ここでいう現物支給とは、医療による給付のことで、他の健康保険等と同じである。つまり現金ではなく、扶助によって実際に治療行為を受け、その代金は保険として、医療保険であれば保険者から医療機関に支払われ、福祉対象者自体が直接現金を受け取る制度ではない。

3　朝日訴訟

　1957 年、朝日茂さんが、憲法第 25 条の第 1 項をめぐる訴訟を起こした。彼は生活保護を受けていたのだが、実家からお金を送金されており、それが福祉事務所にわかってしまい、その金額を差し引かれたということがあった。「健康で文化的な最低限度の生活を保障する」という憲法の条文に則って朝日訴訟が行われ、結果的には敗訴した。なぜかといえば、この憲法第 25 条は、最高裁の判決では国の政策方針だということだからである。つまり具体性がなく抽象的なのである。

憲法第25条のどこにも、何を保障するとは書いていない。したがって、同条を根拠に訴えられても、裁判所側はこの第25条についての判決を出すことになり、当然、具体的な金銭を給付するような判決は出せなくなる。この敗訴後、研究者たちが憲法第25条の政策方針について「プログラム規定説」と名づけた。これはコンサートなどの演目のプログラムや学校の体育祭のプログラムで、次に何をしたいと思うと書いてあるが、それにすぎないという意味なのである。つまり、憲法第25条は具体的に何をするという確約ではなくて、国の政策方針として、こういうことをしていきたい（余裕があるかぎり）ということなのである。昭和30年代がすぎるまで余裕が出なかったから、いろいろな保険や医療制度、福祉制度をつくっていくのは、憲法第25条があるからとしたが、同条自体で行っているわけではない。第25条というのは、これをいかに保障していくか、目指すかということをいっているにすぎず、具体的には各法規なのである。

　結局、この憲法第25条はプログラム規定説であるということから、国民はある程度がっかりするのだが、これによって逆に、同条が抽象的だということがわかったことで、具体的な保障制度は何によるものなのかということが求められてくる。それが「生活保護法」なのである。保護申請に基づいてどれだけ保護するのか、保障するのか、負担をするのか。そしてそれが医療扶助であったら、どういう給付を行うのかが決められている。いってみればこの抽象性に対して、「生活保護法」が具体的な福祉制度であるということになったわけである。

　憲法第25条があるから、日本の国が発展するたびに福祉や医療、社会保障を充実しなければならない。ということは、ある程度危険性を孕むこともわかるであろう。すなわち、国が衰退したら、医療も福祉も社会保障も衰退するからである。介護保険制度は一歩退いたところで、国が国民に少し負担してほしいと問いかけた法規であると主張する学者もいるが、あたらずとも遠からずである。

Ⅲ　老人福祉法

1　目的・沿革

　老人福祉制度の基本である「老人福祉法」は「（旧）老人保健法（現、高齢者の医療の確保に関する法律）」と対になって、高齢者の社会保障や福祉を担ってきた法規であり、「（旧）老人保健法」が医療に視点を置くとすれば、老人福祉法は福祉に視点を置くものである。双方とも、介護に関する内容が盛り込まれていたことから、介護保険法では訪問看護など介護部分は介護保険に移行することになり、2000 年 4 月より制度から抜けることになった。

　「老人福祉法」は、老人の福祉に関する内容として、「その心身の健康の保護および生活の安全のために必要な措置を講じ、もって老人の福祉を図ることを目的としている」としているが、この老人福祉のあり方が問われている。現在の保護、福祉の制度は 65 歳が基準、医療保険は 75 歳を基準として行っているが、果たして今 65 歳が高齢者なのかという問題がある。実際に 65 歳は高齢ではあるが、果たして立法の趣旨として意図されていた高齢者かといえば、一般的には 65 歳ではまだ自活能力が十分にあるのが現状である。しかし、2013 年 4 月から「改正高年齢者雇用安定法」が施行されたとはいえ、65 歳になれば、多くの人がすでに引退している年齢であるが、60 ～ 65 歳で高齢者といってしまえば、高齢者というのはどのような定義にしたらよいか非常に難しくなってくる。

　本来であれば次の世代にバトンタッチをし、長年の功績をもって、次の世代が扶養していくことが当然のことというかたちで、高齢者の制度が成り立っていた。しかし現在、まず健康を考えた場合でも、65 歳であれば普通に生活している人が大半である。また 65 歳になれば年金が入ってくるため、場合によっては中小企業のサラリーマンよりお金を持っている人が多くいるということもある。そして、お金を持っていて健康体であることで、かえって福祉制度がマイナスになるという側面もありうるのである。

　「老人福祉法」でゴールドプランを考えていくと、最終的に一番手薄になっているのが、生きがいに関することがらである。健康を害している人に対する制度

は当然必要であるが、少なくとも福祉制度のなかで、健康、経済が安定している人たちは、何もいらないのかという問題が起こりうるのである。そこがゴールドプランの一番の問題点である。つまり介護保険制度というのは、体が健康で経済的に問題がなければ何も保障をしないということであり、65歳以上の高齢者でも、家で家事ができ、自分で歩ければ、施設を利用する権利（デイサービスなど）がなくなってしまう場合がある。それが介護保険の考え方である。精神的な問題や孤独感といったものに対するケアがなくなってくる、これが老人福祉法の今後の論点になると考えられる。

2 ゴールドプラン

ゴールドプランというのは、平成元年、厚生、大蔵、自治の各大臣の了解事項で、高齢者保健福祉推進十か年戦略（いわゆるゴールドプラン）としてスタートした。しかし1993年、策定、施行を全自治体で始めようとした段階で、このゴールドプランの内容がすでに足りないということから、1994年、これを少し増強したかたちで、新ゴールドプランを策定せざるを得なくなったのである。そして1999年を完成年度とし、2000年度より介護保険サービスがスタートした。

このゴールドプランには、ホームヘルプサービス、デイサービス、ショートステイという3つの大きな柱、いわゆる在宅三本柱があり、これによって寝たきり、痴呆症、虚弱、負担を強いられている高齢者に対し、介護、福祉を行うものである。なお、2000年からはゴールドプラン21が行われた（図1）。

3 ホームヘルプサービス

ホームヘルプサービスは介護保険などに基いて実施されるが、基本的には家事援助である。それを担うヘルパーになる資格としては、以前はまず3級を取得しなければならない。さらに、いろいろな分野の勉強をしそれが終わって2級を取得すれば、身体介護をすることができるようになっていた。

しかし、2013年4月より、「訪問介護員養成研修（1級〜3級）＊3級は2009年に廃止」及び「介護職員基礎研修」は廃止され（ホームヘルパー1級、2級の資格廃止）、「介護職員初任者研修」に一元化された。その研修は、訪問介護事業に従事しようとする者、もしくは在宅・施設を問わず、介護の業務に従事しよう

図1　ゴールドプラン21

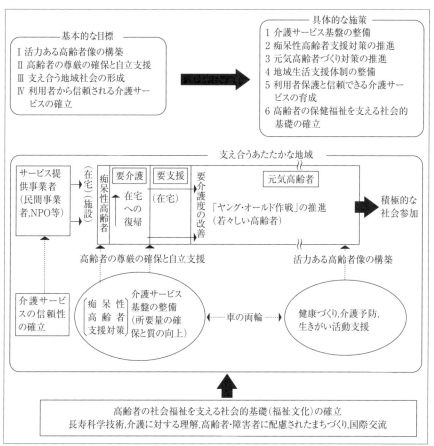

（2003 年「国民の福祉の動向」より引用）

とする者が対象となっている。そしてホームヘルパー1級及び介護職員基礎研究
は介護職員実務者研修にホームヘルパー2級は介護職員初任者研修に引き継がれ
る形になり、現在も継続されている。

　ただし、ホームヘルパー制度というのはボランティアではなく、あくまでもプ
ロ意識が必要とされるが、研修時にプロ意識を身につけることは非常に難しいこ
とである。そして、このホームヘルパー制度は法制度として規定されているわけ

ではなく行政単位で行われる。ボランティア的な意味でホームヘルパーをやりたいという意識は高いようであるが、相手側に拒否権があるということ、また自分が目指すものだけではなくて、相手が要求するものにも合わせていくという点がプロの考え方であり、そういった意識がなければトラブルが起こることも予想される。技術は覚えられても、プロ意識がなければ続かないということである。また、民間の事業者が参入することによって、プロ意識がつくられる可能性があると同時に、悪くすれば粗製濫造になることも考えられ、そこが今後のホームヘルパー制度の問題点ともいえる。

　基本的にホームヘルパー（旧制度）は家事手伝いを主に行うもの、介護保険については介護職員初任者研修を取得した者についてのみ身体介護ができるというものである。

　ホームヘルプサービスとデイサービスは、いわゆる要介護者、または要保護者といわれる人が直接必要とするサービスである。

　デイサービスは宿泊は伴わず、日中に施設で入浴、食事の提供、機能訓練などを行うものである。

　また、ショートステイは、自治体によってばらつきはあるものの、大体1～2週間ぐらいの滞在が基準だといわれている。そして前の2つとは異なり、どちらかといえば、介護者、保護者側に対する必要からサービスを行っている。例えば介護する人が介護疲れで病気をしたりけがをした場合、介護者が治癒するまでの間、要介護者の福祉サービスを施設で受けられるというのがショートステイである。そのほか、介護者の社会生活上の生きがいの優先（子どもの運動会や結婚式、旅行など）や家族のリフレッシュといった理由によってもショートステイを利用することが可能である。とかく日本人は自ら負担を取り除くことが下手な社会性を持っており、ストレスを抱え込む場合が多い。ショートステイというのは、そういった介護者側の負担を軽減することが目的となり、結果的に要介護者がプロの介護を受けられるといった利点を同時に持つものである。プロの介護を受けることによって（老人短期入所施設が中心）、要介護者がふだん家族に介護をしてもらっているよりも楽な介護の仕方をされたり、いろいろな工夫で介護され、それによって要介護者自身が家族に、こうしたほうが楽なのだということを伝えられたり、家族自体も専門の介護のアドバイスを受けることができるのである。そ

ういった意味では、制度の充実だけではなく、制度の理解というものが必要である。

　以上のホームヘルプサービス、デイサービス、ショートステイが在宅介護の三本柱で、ゴールドプランの主要な柱となっている。

4　老人福祉施設

　さらに施設福祉対策として、老人福祉施設は、およそ次のとおりである。また、この法律で老人とは、原則として 65 歳以上の者をいう。また、 a 、 b 、 d の施設については介護保険法の規定も参照のこと。

　a　老人デイサービスセンター

　　　65 歳以上の者で、心身上の障害があるため日常生活に支障があるものを施設に通わせ、入浴、食事の提供、機能訓練、介護方法の指導などを行う。

　b　老人短期入所施設

　　　老人を養護する者が病気その他の理由で居宅で介護を受けることが困難であるとき、短期入所させ養護を行うものである。

　c　養護老人ホーム

　　　一応身の回りのことはできるが、経済上および家庭環境上居宅で養護を受けることが困難な老人が対象。

　d　特別養護老人ホーム

　　　心身機能の低下が著しく、身の回りのことができず、常時介護を必要とし家族の介護を受けることが困難な老人。ただし、病院でないので入院治療はできない。離島、山村、過疎地域では地域の特性を考慮し、小規模の特別養護老人ホームの建設が 1995 年の通知で認められていたが、2000 年に廃止された。

　e　軽費老人ホーム

　　　身寄りがなく、また家庭の事情で同居が困難な老人に対し、低額な料金で住居（個室）を提供する。これには、給食を原則とする A 型と自炊を原則とする B 型がある。平成元年度から、食事提供のほか居住環境面を考慮したケアハウスが創設された。

　f　老人福祉センター

老人に対し、無料または低額な料金で各種の相談、健康の増進、教養の向上など、多面的、総合的な便宜を供与する施設である。

g　老人介護支援センター

老人介護支援センターは、地域の老人の福祉に関する各般の問題につき、老人、その者を現に養護する者、地域住民その他の者からの相談に応じ、必要な助言を行うとともに、主として居宅において介護を受ける老人又はその者を現に養護する者と市町村、老人居宅生活支援事業を行う者、老人福祉施設、医療施設、老人クラブその他老人の福祉を増進することを目的とする事業を行う者等との連絡調整その他の厚生労働省令で定める援助を総合的に行うことを目的とする施設とする。

h　有料老人ホーム

有料老人ホーム（老人を入居させ、入浴、排せつ若しくは食事の介護、食事の提供又はその他の日常生活上必要な便宜であつて厚生労働省令で定めるもの（以下「介護等」という。）の供与（他に委託して供与をする場合及び将来において供与をすることを約する場合を含む。）をする事業を行う施設であつて、老人福祉施設、認知症対応型老人共同生活援助事業を行う住居その他厚生労働省令で定める施設でないものをいう。）を設置しようとする者は、あらかじめ、その施設を設置しようとする地の都道府県知事に、必要な事項を届け出なければならない。

Ⅳ　生きがい対策

生きがい対策について、法律として書く項目はない。しかし、高齢者であっても経済的にも肉体的にも自立ができる人は、なんの保障も福祉も関係ないような仕組みになっており、介護保険が始まるとデイサービスなどが受けられないのである。したがって、介護サービスが提供される中で、かえって健康な高齢者は行き場を失うことになり、特に地方に住んでいて隣近所が遠いところの高齢者は、完全に孤立した状態になるおそれがある。例えば、施設で一緒に食事をしたり、

話をするというチャンスが減ることは確実であり、なかにはほとんどそういった
チャンスがなくなる人も出てくることが考えられる。これをどうフォローするか
は今後の問題であり、なんらかのかたちでの法律化、条例化が望まれる。

　高齢者には生きがいが必要であるが、このままでは長生きをするという目標を
失ってしまうことになりかねない。介護保険は社会保障制度で、福祉というのは
自立の助長であるから、精神、経済、肉体のすべてが入るべきものである。した
がって、精神的な自立の助長ということをもう少しひろく解釈して、生きがいと
いうことを見出すことも福祉なのである。福祉を一言でいえば幸せになることで
あるから、それに向けて自立の援助をするのであれば、生きがい対策については
今後法制化もしくはそれに準ずる制度にしていく必要がある。現状は各自治体や
ボランティアに任せている段階なのである。

　また、老人対策は他の年齢層や他の立場にある人のイメージによってつくられ
ている。市町村の老人企画部に高齢者がいないということは、診療放射線技師の
資格制度を、看護師や理学療法士がつくるのと同じである。例えば、高齢者スポー
ツ大会は、必ずしもゲートボールである必要はない。70歳であってもソフトテ
ニスや軟球を使ったサッカーでもいいわけである。社会のなかに自分が入ってい
るという自覚がないような福祉は、高齢者福祉としてはおかしいのではないか。
高齢者は別世界の人間だというのが今の福祉のなかに感じられる。若者層と同じ
流れ、同じ社会にいるということが自覚できなければ、生きがいを感じることが
できない人もいるはずである。そういった点で、今後の老人対策というのは、「老
人福祉法」のなかに生きがい対策をこれまで以上に取り入れていくことが必要で
あろう。

V　児童福祉法

1　目　　的
　「児童福祉法」の目的は「児童を心身ともに健やかに育成する」ことであり、
児童の定義付けとしては「18歳未満の者を児童もしくは児童福祉法上の児童」

としている。現在の憲法ができた当時は、心身障害児や非行児童保護活動に重点が置かれていたが、昭和30年代には母子家庭に対する施策が含まれてきている。1970年代には都市化（高度成長期）が進み、社会病理現象から子どもを守るために、健全育成活動が重視され、母子保健等の施策ももっと強く展開されるようになってきたのである。1980年代に入ると物質的な豊かさを背景に、逆に精神的な枯渇がみられるようになり、精神的ストレスというものが子どもに悪影響を与えてくるようになった。このころから受験という言葉がクローズアップされてくるわけだが、この精神的ストレスが家庭内暴力、校内暴力、不登校、非行、いじめ、自殺につながってきており、現在、その傾向がますます強くなってきている。

　現在の不登校児の内訳をみると、いじめられている、学校が合わないといった理由は思ったほど多くはなく、文部科学省2020年度の「不登校に関する実態調査」によると、現在では最初に学校に生きづらいと感じ始めたきっかけ（複数回答）は「先生のこと」（小学生30%、中学生28%）、「身体の不調」（小学生27%、中学生33%）、「生活リズムの乱れ」（小学生26%、中学生26%）、「友達のこと」（小学生25%、中学生26%）など、特定のきっかけに偏らず、そのきっかけは多岐にわたる結果となった。このように家庭や地域社会の歪みをだけではなく、個々の児童をめぐる多岐にわたる問題になってきたことから、児童福祉法の新たな展開が図られている。

　また、近年「児童虐待の防止に関する法律」や「児童売春、児童ポルノに係る行為等の処罰等に関する法律」の施行や少年法の改正による、刑事罰の低年齢化等、児童、少年を取り巻く法規制も変化している。しかし、これら法で決めるのはあくまでも枠であり、現実に行うのは家庭や地域社会であるということから、児童福祉法を改正した後も、さまざまな問題が出てくると思われる。

　そして「子どもと家族を応援する日本」重点戦略等を踏まえて成立した2008年12月交付の改正法により、新たな子育て支援事業は2009年4月から、家庭的保育事業に関する部分は2010年4月から施行されることになった。

　本法の近年の改正としては、2012年4月施行分では、障害児支援の強化として重複障害に対応するとともに、身近な地域で支援を受けられるよう、障害種別等に分かれている現行の障害児施設（通所・入所）について一元化され、放課後

等デイサービス・保育所等訪問支援の創設がなされた。また、2015 年 1 月施行分としては、「持続可能な社会保障制度の確立を図るための改革の推進に関する法律」に基づく措置として、小児慢性特定疾病対策の充実が図られた。

2　保育所への入所

　幼稚園は文部科学省、保育園は厚生労働省の管轄であることから、保護者からの申し込みがあった場合に行政が保育所を決めていたが、現在、厚生労働省令に定めるところに従って、希望する保育所にいくことができるようになっている。

　また、児童の保育に従事するものの名称が、保母から保育士に改められた。以前の国家資格としては保母が正式名称で、保父は俗称になっていた。しかし理念上、性別の名称をやめる、または地位や業務の向上といった意味から、保母から保育士に名称が改正されている。

VI　障害者基本法

1　沿　革

　本法は平成 5 年、「心身障害者対策基本法」から改称された。これは、心身障害者という文言自体が、障害の範囲を固定的に表してしまうことから、これを障害者全体の法規として位置づけ、障害者の人権という部分までをも含めた広範囲な内容の法規として改めるということで、「障害者基本法」に改称したものである。この改正によって、心身障害者は障害者に改められ、また「精神薄弱の用語の整理のための関係法律の一部改正」により、"精神薄弱"から"知的障害"に用語が改められた。

2　目的と基本理念

　本法規の目的と基本理念としては、まず最初に国や自治体の責務を明らかにするということがある。これは民間レベルや家庭のなかで障害者を支え、それを充実していくことが難しいということから、国レベル、自治体レベルというかたち

でフォローするということが法律のなかでうたわれているのである。その目的は、障害者の自立、社会、経済、文化などのあらゆる面の活動に参加する機会が与えられることを意図している。

憲法上でも、個人の尊厳は保障されるとわざわざ明記しているのは、もともと国民としての基本的人権があるにもかかわらず差別的な問題が起こっていたためで（教育、就職、社会生活など、人権の保障が十分でなかった）、本法のなかでも「個人としての人権が保障される」ということを重ねて規定している。

また、"ノーマライゼーション"（障害者がともに暮らせるよう地域のほうが合わせていくこと）などの理念を掲げて"完全参加と平等"を目指している。

3　障害者の定義

障害者の定義は"身体障害""知的障害""精神障害"があるために、長期にわたって日常生活または社会生活に相当な制限を受ける者のことをいう。これについては平成 5 年の旧法までは細かく分かれていたものを、大きく 3 つに分けたかたちになっている。これにより障害の程度が弾力的に判断できるようになっている。すなわち、3 段階であれば弾力的に分けられるが、5 段階、7 段階に分かれていたのでは、どこにその障害を区別するか判断できない場合があるからである。ただし、微妙な際は区分できない点は否めない。

4　障害者基本計画

障害者基本計画（障害者のための施策に関する基本的な計画）は政府が行うものであるが、都道府県等の自治体はこの「障害者基本計画」を基本として、障害者施策に関する基本的な計画を策定するよう努めなければならない（公共施設の問題や雇用促進を図る努力をすること）。

まず"雇用"については、障害を持つ者を民間企業で雇用している人数のうち原則として 2024 年 4 月から「障害者雇用促進法」が改正され 2.5％以上、2025 年からは 2.7％と段階的に上がっていくことになっている[1]。この雇用の安定を図るため、国や自治体は障害者を雇用しようとする事業主のために、障害者雇用に必要な施設や設備など（トイレ、手摺りなど）に要する費用の助成をしなければならない。

"公共施設の利用" について、従来の施設などでは、障害者にやさしい設備（車椅子用トイレ・子ども用トイレ、スロープ、エレベータなど）にはなっていなかった。したがって、駅、病院など、公共施設には障害者への配慮が望まれ、車椅子用トイレも男女兼用ではなく、健常者用と同様に男女別にするなど、これら公共施設等を障害者が円滑に使用できるように、公共施設に対する整備を行うことを法律でうたっている。これは物理的なバリアフリーである。そして、物理的なバリアフリーを行うためには、心のバリアフリーも必要になってくる。つまり障害者もともに利用できると考えれば、それはノーマライゼーションとなり、健常者が弱者を保護するのではなく、ともに暮らすためにどうするかを基本として考えていくことが必要なのである。

"情報の利用" は、例えば障害者が家のなかに引きこもりがちであったり、家族からの情報が得られなかったりする場合など、円滑な社会生活を送るうえで必要な情報の授受ができるよう、障害者への配慮を図るよう努めなければならない。現在ではインターネットやFAXサービスやテレフォンサービスなど、かなりなされるようになってきているが、さらに向上させていく必要がある。

5　教育・職業指導

障害者が年齢や能力、障害の種類や程度に応じた教育が受けられるように、障害者教育に関する研究を促進する。これについては現在かなり進んできていると考えられる。

特に高等教育については受け入れる学校も多く、大学等に福祉関係の学部・学科の設置や学内がバリアフリーとなっているなど、教育機関においても福祉が根付いてきた感がある。

職業については、生活安定のために年金・手当などがあるが、一般的に就職することが難しい障害者もおり、ある程度の知識や技能を習得しても、雇用先がなかなかみつからないといったことが現在でも問題となっている。

Ⅶ　身体障害者福祉法

1　目　　的

　身体障害者の範囲はかなりひろがっており、条文中の別表で定められた、長期にわたって日常生活や社会生活に相当の制限を受ける者、および 18 歳以上（18 歳未満までは障害のあるなしにかかわらず、児童福祉法の範囲となる）で身体障害者手帳の交付を受けた者が「身体障害者」と呼ばれ、そのフォローを受けることができるようになっている（障害者手帳については等級の見直しがある）。また、範囲のなかで、「ヒト免疫不全ウイルスによる免疫の機能障害」が入ったことにより、エイズによる障害も保護がなされるようになってきている（従来は、薬害に関する保障制度のみが適用されていた）。

　身体障害者の総数は、「生活のしづらさなどに関する調査」（全国在宅障害児・者等の実態調査）では、前回調査の 2011 年より 2016 年のほうが、多少増加傾向（10.9％増）にある。また障害の種別としては肢体不自由が大多数を占めるが、次に多い内部障害（内臓系）が 1996 年（平成 8 年）に比べて 2 倍程度の上昇となり、肢体不自由に近づく結果となっている。

　全体の特徴としては、

　a　障害の種類別では肢体不自由が大多数を占め、内部障害が次に多い。

　b　年齢階層別では近年の高齢化社会を反映し、70 歳以上の階層が 48.6％以上を占めている。

　c　障害の種類・程度の状況は、1 級、2 級の重い障害を有する者が増加しており（双方で 53％）、障害の重度化がみられる。

　d　障害の原因別では、出生時の損傷が減少していることが、少子化との関係で注目される。

　以上のうちの b の 70 歳以上については、老人医療費および介護保険の問題にもかかわる年齢層であり、今後 48.6％以上という数字はますます増大し、団塊の世代の人が 75 歳になったときが最も高齢者が多く、その世代の高齢者に対するフォローが一番薄くなるおそれがある（2025 年がピークといわれる高齢化の

2025 年問題）。したがって、前記 4 つのなかで、ｂについては、今後注目していかなければならない部分である。

2　身体障害者手帳の交付

　身体障害者とは「身体障害者手帳」の交付を受けた者とされているが、手帳の交付を制度化することにより、適正な裏づけを医師と行政の両方からみることができる。ただし、見直しなどについてまだまだ問題点があることも事実である。

Ⅷ　知的障害者福祉法

1　目　　的

　この法律は、「障害者の日常生活及び社会生活を総合的に支援するための法律」とともに知的障害者の自立と社会経済活動への参加を促進するため、知的障害者を援助するとともに必要な保護を行い、知的障害者の福祉を図ることを目的とする。そして，すべての知的障害者は、その有する能力を活用することにより、進んで社会経済活動に参加するよう努めなければならず、また、すべての知的障害者は、社会を構成する一員として、社会、経済、文化その他あらゆる分野の活動に参加する機会を与えられるものとする。国および地方公共団体は、前条に規定する理念が実現されるように配慮して、知的障害者の福祉について国民の理解を深めるとともに、知的障害者の自立と社会経済活動への参加を促進するための援助と必要な保護（以下「更生援護」という。）の実施に努めなければならない。

2　援護の実施者

　援護の実施者は原則として市町村（特別区を含む）であるが、窓口は知的障害者の居住地の福祉事務所である。また、市町村は必要に応じ、介護その他日常生活を営むのに必要な便宜供与またはそのことを委託する福祉の措置を講ずる必要がある。都道府県は「知的障害者更生相談所」を設け，相談に応じ、18 歳以上の知的障害者の医学的、心理学的および職能的判定などを行う。

IX　おわりに

　現在の社会福祉制度は大きな岐路に立っている。バブル社会の崩壊から、国民はより安定した生活や老後を望むようになった。しかし、その一方で高齢社会と少子化という社会の安定を脅かすような状態が、将来に向けても継続するものとなっている。このような現状のなかで法制度も介護保険など、高齢社会を受け止める法規を制定し、また、障害者に対する施策も年々充実をみせている。

　このことは、将来への光明となるはずである。しかし、法制度とはパソコンのハードウエアのようなものである。ソフトとなるのは個々人の意識と行動であることは疑う余地もない。医療も福祉も人が中心であり、法制度の改正は完結ではなく始まりにすぎないと認識することが不可欠である。

註
1）2024年4月より従業員40人以上の事業主、2026年7月より従業員37.5人以上の事業主に対応が求められる。

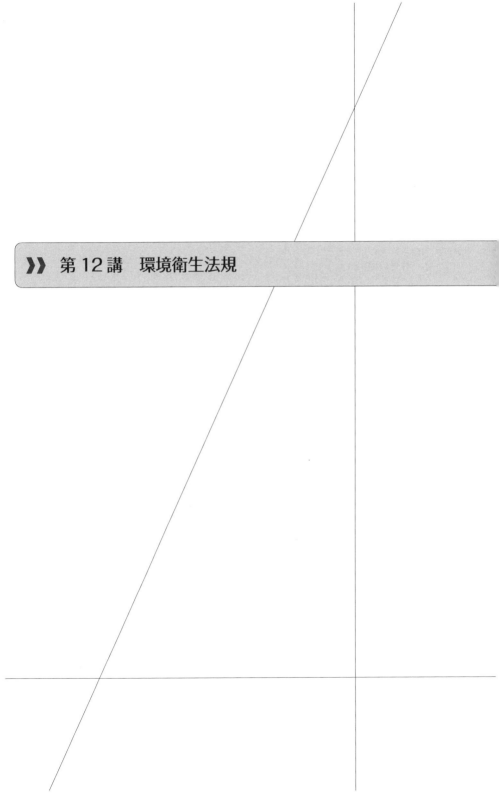

>> 第 12 講　環境衛生法規

I　食品衛生法

1　目　　的

飲食に起因する衛生上の危害の発生防止、公衆衛生の向上および増進に寄与することを目的としている。

2　用語の定義

普通食べられるものはすべて "食品" というが、医薬品、医薬部外品及び再生医療等製品についてはこれに含まれない。

"添加物" とは、食品の製造過程で、加工もしくは保存目的で商品に添加、混和、浸潤されたものをいう。したがって、ビタミン C を保存の目的で使った場合は添加物となる。

3　食品および添加物等

食品添加物は 2023 年 7 月 26 日現在 475 品目、遺伝子組換食品については、2023 年 4 月から新しい遺伝子組換え表示制度（任意表示制度）がはじまり、これまでの義務表示制度 [1]（義務表示の対象農産物及びこれらを原材料とした対象加工食品について、遺伝子組換え農産物や遺伝子組換え農産物と分別管理していないものを使用している場合は、その旨を表示しなければならない。）に加え、義務表示の対象農産物及びこれらを原材料とした加工食品について、遺伝子組換え農産物が混入しないように分別生産流通管理が行われたことを確認したものを使用している場合は、その旨を表示することができる任意の制度創設された。

4　製品検査等

食品添加物と残留農薬の安全性については、1991 年に「食鳥処理の事業の規制および食鳥検査に関する法律」が施行されているが、これは牛と豚に関しての規制よりはるかに遅れて規定された。

残留農薬については、一定量を超えた農薬が残留する食品の販売等を原則禁止

するいわゆるポジティブリスト制度が 2006 年 5 月 29 日から施行された。これにおいて、以前から残留基準があったものも含め 799 農薬等に残留基準が設定されている。

5　健康補助食品・保健機能食品について

　健康補助食品については、（公財）日本健康・栄養食品協会が健康食品の自主基準を公示し、基準に適合したものには JHFA マーク（認定マーク）を表示することとしている。2022 年 11 月現在この基準に適合したものとして 69 種類の食品群がある。また、保健機能食品は、特定保健用食品（2005 年には見直しにより、有効性が限定的な科学的根拠とする条件付き特定保健用食品も創設し、）と栄養機能食品の 2 種類の類型からなり、特定保健用食品は 1065 品目（2023 年 4 月 18日現在）に対して、標示の許可がなされている（健康強調表示ができることから、商品ごとに個別審査を行う。）。栄養機能食品については、厚生労働省の食品自体に対するお墨付きというわけではなく、成分として健康にいいものが入っているということで、標示を許可するといったものである。

　さらに 2015 年には事業者の責任に機能性をわかりやすく表示する機能性表示食品が制度化された。

Ⅱ　墓地、埋葬等に関する法律

1　主な規定

a　死亡または死産後の 24 時間以内の埋葬・火葬の禁止。ただし例外として、伝染病などの死亡者の場合は、24 時間以内の埋葬・火葬の禁止の規定から除外されている。

b　墓地外での埋葬または火葬場外での火葬の禁止。墓地以外では個人が自由に埋葬ができず、自治体において許可を受けた場合でも、衛生上の問題から土葬以外は許可されない場合が多い。これらの法規は環境衛生法規であるため、遺体自体が衛生を害する場合があるという考えに基づいている。

Ⅲ　水道法

1　主たる用語の定義

「水道」とは、水を人の飲用に適する水として、供給する施設の総体をいう。

「水道事業」とは、一般の需要に応じた水道により水を供給する事業をいう。

2　水質基準

水質基準が設けられることは当然のことだが、日本の水道は世界のなかで最も優秀な部類に属するといわれる。

水道により供給される水は次の要件を備えるものとされる。

a　病原生物に汚染され、または病原生物に汚染されたことを疑わせるような生物、もしくは物質を含んでいないこと。

b　シアン、水銀、その他有害物質を含まないこと。

c　銅、鉄、フッ素、フェノール、その他の物質をその許容量を超えて含まないこと。

d　異常な酸性またはアルカリ性を呈しないこと。

e　異常な臭味がないこと、ただし消毒による臭味を除く。

f　外観はほとんど無色透明であること。

g　その他、厚生労働省令で定めるもの。

ちなみに、2021年3月31日現在における給水人口は総人口の約98.2％になっている。

Ⅳ　下水道法

1　用語の定義

「下水」とは、生活もしくは事業に起因し、それらに付随する廃水（以下「汚水」という）または雨水をいう。

「下水道」とは、下水を排除するため設けられた排水管、排水渠、その他の排水施設、これに接続して下水を処理するために設けられた処理施設（し尿浄化槽を除く）またはこれらの施設を補完するために設けられたポンプ施設、その他の施設の総体をいう。

「公共下水道」とは、主として市街地における下水を排除し、または処理するために地方公共団体が管理する下水道で、終末処理場を有するもの、または流域下水道に接続するものであり、かつ汚水を排除すべき排水施設の相当部分が暗渠である構造のものをいう。

下水道の普及状況は、日本は 2021 年度末現在で 80.6%（福島県の一部除く）となっており、先進国のなかではそれほど高い普及状況とはなっていない。それは、人口に比べ山地が多く、普及が難しい状況にあるためである。

Ⅴ　廃棄物の処理および清掃に関する法律

1　医療と廃棄物

産業廃棄物は 2021 年度で年間約 3 億 7,400 万トンと推計されている。

1991 年 10 月、廃棄物処理法の一部改正が行われ、a　廃棄物の減量化、b　廃棄物の適正処理の確保、c　処理施設の確保がその骨子となっている。この背景としては、ゴミに対してあまり意識していなかったこと、特に産業廃棄物については、問題への認識不足があげられる。

現在、産業廃棄物の処理施設の確保は困難であり、地方公共団体が自らサービ

スを行うか、民間の処理業者を頼むかの二者択一しかない。ちなみに、自治体で整備することは不可能に近い状態である。自治体で産業廃棄物処理施設をある場所につくるとなると、住民からの強い反対を受けるのが実情であるからだ。

そして 1991 年の廃棄物処理法の一部改正では、医療機関の排出する廃棄物については、「通常の一般廃棄物のほか、特別管理一般廃棄物として、爆発性、毒性、感染性その他、人の健康または生活環境に係る被害を生ずるおそれのある性状を有するものとして政令で定めるもの」が関係のあるものとして処理方法を述べている。そしてこれまでの「医療廃棄物処理ガイドライン（1989 年）」にかわり、1993 年には、「感染性廃棄物処理マニュアル」（2023 年 5 月に改正）が、医療廃棄物処理の基準となった。

また、1997 年、「廃棄物の処理及び清掃に関する法律の一部を改正する法律」で、不法投棄の増加などの問題から、廃棄物の適正処理の確保と廃棄物の減量・リサイクルを推進し、処理施設の信頼性・安全性の向上などの総合的対策を目指しており、論点は次のとおりである。

a　廃棄物の減量および再生利用

b　廃棄物処理施設

c　廃棄物処理施設の維持管理

d　廃棄物処理業者

e　産業廃棄物管理票制度

f　罰則の強化

g　生活環境保全上の支障の除去等

h　情報交換の促進等

そして、いわゆる家電リサイクル法（平成 10 年 6 月 5 日法律第 97 号）により、エアコン、テレビ、冷蔵庫、洗濯機を対象に、業者に一定以上（50 ～ 60%）の回収を義務づけた。

また、廃棄物焼却に伴うダイオキシン削減については、燃焼室中の燃焼ガス温度を 800 度以上に保つこと、小中規模施設に対する規制強化を行うなどの改正を行った。つまり、大規模の焼却炉の場合はあまり問題はないものの、一般の自治体が持っている処理場、あるいは小中学校の裏にあるような小さな焼却炉がダイオキシンの発生原因となった経緯があり、大きな問題となっている（日本は世界

種　　　類	令和2年度	
	排出量（1000トン）	割合（%）
燃　え　殻	2,059	0.6
汚　　　泥	163,648	43.8
廃　　　油	2,906	0.8
廃　　　酸	2,971	0.8
廃アルカリ	2,435	0.7
廃プラスチック類	6,938	1.9
紙　く　ず	856	0.2
木　く　ず	7,790	2.1
繊維くず	88	0
動植物性残さ	2,377	0.6
動物系固形不要物	102	0
ゴムくず	18	0
金属くず	6,150	1.6
ガラスくず、コンクリートくず及び陶磁器くず	7,832	2.1
鉱　さ　い	10,778	2.9
がれき類	59,713	16
動物のふん尿	81,855	21.9
動物の死体	166	0
ばいじん	15,136	4
合　　　計	373,818	100

でも最も数値が高い国のひとつ）。

　このダイオキシンについては、ダイオキシンの対策特別措置法が1999年7月に成立した。これによりダイオキシン類による感染防止の除去ということから、耐容値摂取量が決められた。また、2000年には、いわゆる建設リサイクル法、食品リサイクル法、2002年にはいわゆる自動車リサイクル法を制定し、環境保護

と廃棄物対策を行ってきている。

　そして2003年6月18日に公布し、同12月1日に施行（罰則の強化に関しては公布から20日を経過した日）となった「廃棄物の処理及び清掃に関する法律の一部を改正する法律」は、度重なるゴミの不法投棄を取り締まるための法改正であり、概要としては次のようになる。

　　a　都道府県等の調査権限の拡充。

　　b　不法投棄に係る罰則の強化（個人の場合5年以下の懲役もしくは1000万以下の罰金またはこの併科。法人には3億円以下の罰金となっている。）。

　　c　国の関与の強化等。

　　d　悪質な廃棄物処理業者への対応のさらなる厳格化。

　　e　事業者が一般廃棄物の処理を委託する場合の基準等の創設。

　以上のような内容により不法投棄の減少を目指すことになるが、全体的なモラルの向上が何より必要なことはいうまでもない。

　そして2009年5月には、環境省大臣官房の廃棄物・リサイクル対策部が「廃棄物処理法に基づく感染性廃棄物処理マニアル」（直近2023年5月改訂）を作成した。

註

1）食品表示法では、大豆（枝豆及び大豆もやしを含む。）、とうもろこし、ばれいしょ、なたね、綿実、アルファルファ、てん菜、パパイヤ、からしなのつの作物及びこれらを原料に使用している加工食品のうち、豆腐やポップコーンなどの33品目が遺伝子組み換え表示義務の対象となっている。

》》巻末資料

資料 1

　現行制度の下で実施可能な範囲におけるタスク・シフト／シェアの推進について

医政発 0930 第 16 号令和 3 年 9 月 30 日

各都道府県知事殿

厚生労働省医政局長
（公印省略）

　現行制度の下で実施可能な範囲におけるタスク・シフト／シェアの推進について

　医師の業務については、医療技術の高度化への対応や、患者へのきめ細やかな対応に対するニーズの高まり等を背景として、書類作成等の事務的な業務も含め、増加の一途を辿っていると指摘されている。こうした状況の中で、医師の時間外労働の上限規制が適用される令和 6 年 4 月に向けて、医師の労働時間の短縮を進めるためには、多くの医療関係職種それぞれが自らの能力を生かし、より能動的に対応できるようにする観点から、まずは、現行制度の下で実施可能な範囲において、医師の業務のうち、医師以外の医療関係職種が実施可能な業務について、医療機関において医師から他の医療関係職種へのタスク・シフト／シェアを早急に進める必要がある。このため、「医師の働き方改革を進めるためのタスク・シフト／シェアの推進に関する検討会」における議論を踏まえ、現行制度の下で医師から他の医療関係職種へのタスク・シフト／シェアが可能な業務の具体例やタスク・シフト／シェアを推進するに当たっての留意点等について、下記のとおり整理したので、貴職におかれては、その内容について御了知の上、各医療機関において、その実情に応じたタスク・シフト／シェアの取組が進むよう、貴管内の市町村（特別区を含む。）、医療機関、関係団体等に周知方願いたい。
　なお、診療報酬等の算定については、従前どおり関係法令をご確認いただきたい。

記

1．基本的考え方

　医師から他の医療関係職種へのタスク・シフト／シェアを進めるに当たっては、医療安全の確保及び各医療関係職種の資格法における職種毎の専門性を前提として、各個人の能力や各医療機関の体制、医師との信頼関係等も踏まえつつ、多くの医療関係職種それぞれが自らの能力を生かし、より能動的に対応できるよう、必要な取組を進めることが重要である。

その上で、まずは、現行制度の下で実施可能な範囲において、医師以外の医療関係職種が実施可能な業務についてのタスク・シフト / シェアを最大限に推進することが求められる。このため、厚生労働省において令和元年 6 月から 7 月にかけて実施したヒアリングの中で各種職能団体及び各種学会から提案のあった項目を基に、現行制度の下で医師から他の医療関係職種へのタスク・シフト / シェアが可能な業務の具体例について、3. のとおり整理した。各医療機関においては、3. において記載した業務の具体例も参考にしつつ、各医療機関の実情に応じて、タスク・シフト / シェアの取組を進められたい。また、タスク・シフト / シェアを効果的に進めるために留意すべき事項について、「意識」「知識・技能」「余力」の 3 つの観点から、2. のとおり整理したので、2. において記載した留意点も踏まえつつ、タスク・シフト / シェアの取組を進められたい。

なお、今後、厚生労働省において、医療機関におけるタスク・シフト / シェアの推進の好事例について、2. において記載した留意点も踏まえた推進のプロセスや、費用対効果も含めて、収集・分析を行い、周知を行うことを予定している。

2. タスク・シフト / シェアを効果的に進めるために留意すべき事項
1）意識改革・啓発
タスク・シフト / シェアを効果的に進めるためには、個々のモチベーションや危機感等が重要であり、医療機関全体でタスク・シフト / シェアの取組の機運が向上するよう、病院長等の管理者の意識改革・啓発に加え、医療従事者全体の意識改革・啓発に取り組むことが求められる。具体的には、病院長等の管理者向けのマネジメント研修や医師全体に対する説明会の開催、各部門責任者に対する研修、全職員の意識改革に関する研修等に取り組む必要がある。特に、一部の職種のみ又は管理者のみの意識改革では、タスク・シフト / シェアが容易に進まないことに留意する必要がある。

2）知識・技能の習得
タスク・シフト / シェアを進める上で、医療安全を確保しつつ、タスク・シフト / シェアを受ける側の医療関係職種の不安を解消するためには、タスク・シフト / シェアを受ける側の医療関係職種の知識・技能を担保することが重要である。具体的には、各医療関係職種が新たに担当する業務に必要な知識・技能を習得するための教育・研修の実施等に取り組む必要がある。教育・研修の実施に当たっては、座学のみではなくシミュレーター等による実技の研修も行うほか、指導方法や研修のあり方の統一マニュアルの作成を行うことなどにより、医療安全を十分に確保できるよう取り組む必要がある。

3）余力の確保
タスク・シフト / シェアを受ける側の医療関係職種の余力の確保も重要である。具体的には、ＩＣＴ機器の導入等による業務全体の縮減を行うほか、医師からのタスク・シフト / シェアだけでなく、看護師その他の医療関係職種から別の職種へのタスク・シフト / シェア（現行の担当職種の見直し）にもあわせて取り組むことなど、一連の業務の

効率化を図るとともに、タスク・シフト／シェアを受ける側についても必要な人員を確保することなどにより、特定の職種に負担が集中することのないよう取り組む必要がある。

3．現行制度の下で医師から他の医療関係職種へのタスク・シフト／シェアが可能な業務の具体例

1）看護師
①特定行為（38 行為 21 区分）の実施

　　特定行為研修を修了した看護師は、保健師助産師看護師法（昭和 23 年法律第 203 号）第 37 条の 2 に基づき、手順書により、特定行為を行うことができる。

　　具体的には、例えば、特定行為研修を修了した看護師は、人工呼吸管理や持続点滴中の降圧剤や利尿剤等の薬剤の投与量の調整、中心静脈カテーテルの抜去や末梢留置型中心静脈注射用カテーテルの挿入等の特定行為について、その都度医師の指示を求めることなく、医師が予め作成した手順書（医師による包括的指示の形態の一つ）により行うことが可能である。

②事前に取り決めたプロトコール（※）に基づく薬剤の投与、採血・検査の実施

　　看護師は、診療の補助として医行為を行う場合、医師の指示の下に行う必要があるが、実施するに当たって高度かつ専門的な知識及び技能までは要しない薬剤の投与、採血・検査については、特定行為研修を修了した看護師に限らず、医師が包括的指示（看護師が患者の状態に応じて柔軟に対応できるよう、医師が、患者の病態の変化を予測し、その範囲内で看護師が実施すべき行為について一括して出す指示）を用いることで看護師はその指示の範囲内で患者の状態に応じて柔軟な対応を行うことも可能である。

　　具体的には、①対応可能な病態の変化の範囲、②実施する薬剤の投与、採血・検査の内容及びその判断の基準、③対応可能な範囲を逸脱した場合の医師への連絡等について、医師と看護師との間で事前にプロトコールを取り決めておき、医師が、診察を行った患者について、病態の変化を予測し、当該プロトコールを適用する（患者の状態に応じてプロトコールの一部を変更して適用する場合を含む。）ことを指示することにより、看護師は、患者の状態を適切に把握した上で、患者の状態を踏まえた薬剤の投与や投与量の調整、採血や検査の実施について、必ずしも実施前に再度医師の確認を求めることなく、当該プロトコールに基づいて行うことが可能である。

　　（※）「プロトコール」とは、事前に予測可能な範囲で対応の手順をまとめたもの。（診療の補助においては、医師の指示となるものをいう。）以下同じ。

③救急外来における医師の事前の指示や事前に取り決めたプロトコールに基づく採血・検査の実施

　救急外来においては、看護師が医師の事前の指示の下で採血・検査を実施し、医師が診察する際には、検査結果等の重要な情報を揃えておくことにより、医師が救急外来の患者に対しより迅速に対応することが可能になると考えられる。この場合の医学的検査のための採血は、医師法（昭和23年法律第203号）第20条に規定する「治療」には当たらず、医師による診察前であっても、医師の採血・検査の実施について事前の指示に基づき、看護師が採血・検査を実施することは可能である。

　具体的には、救急外来において、①対応可能な患者の範囲、②対応可能な病態の変化の範囲、③実施する採血・検査の内容及びその判断の基準、④対応可能な範囲を逸脱した場合の医師への連絡等について、医師が看護師に事前に指示を出しておく、又は医師と看護師との間で事前にプロトコールを取り決めておくことにより、救急外来の患者について、医師が診察を行う前であっても、看護師が、医師の事前の指示やプロトコールに基づいて採血・検査を行うことが可能である。

④血管造影・画像下治療（ＩＶＲ）の介助

　血管造影・画像下治療において、看護師は、医師の指示の下、診療の補助として、造影剤の投与や、治療終了後の圧迫止血等の行為を行うことが可能である。ただし、エックス線撮影等の放射線を照射する行為については、医師又は医師の指示の下に診療放射線技師が行う必要がある。

⑤注射、採血、静脈路の確保等

　静脈注射・皮下注射・筋肉注射（ワクチン接種のためのものを含む。）、静脈採血（静脈路からの採血を含む）、動脈路からの採血、静脈路確保、静脈ライン・動脈ラインの抜去及び止血については、診療の補助として、医師の指示の下に看護師が行うことが可能である。（小児・新生児に対して行う場合も含む。）

⑥カテーテルの留置、抜去等の各種処置行為

　尿道カテーテル留置、末梢留置型中心静脈注射用カテーテルの抜去、皮下埋め込み式ＣＶポートの穿刺、胃管・ＥＤチューブの挿入及び抜去、手術部位（創部）の消毒、鶏眼処置、創傷処置、ドレッシング抜去、抜糸、軟膏処置、光線療法の開始・中止については、診療の補助として、医師の指示の下に看護師が行うことが可能である。（小児・新生児に対して行う場合も含む。）

⑦診察前の情報収集

　病歴聴取、バイタルサイン測定、服薬状況の確認、リスク因子のチェック（必要に応じてチェックシート等を活用）、検査結果の確認等の診察前の情報収集については、必ずしも医師が行う必要はなく、知識及び技能を有する看護師が、医師との適切な連

携の下で、医師による診察前に、こうした情報収集を行い、診察を行う医師にその結果を報告することは、医師の診察に係る負担軽減にも資すると考えられる。（看護師が報告した結果に基づく病状等の診断については、医師が行う必要がある。）

また、患者が休日や夜間に診療を求めて救急に来院した場合、事前に医師との連携の下で診療の優先順位の決定（トリアージ）に係る具体的な対応方針を整備しておくことにより、看護師が、当該対応方針に基づき、病歴聴取、バイタルサイン測定等の結果を踏まえて、診療の優先順位の判断を行うことも可能である。

2）助産師
①院内助産

院内助産とは、緊急時の対応が可能な医療機関において、助産師が妊産褥婦とその家族の意向を尊重しながら、妊娠から産褥1か月頃まで、助産ケアを提供する体制をいう。「院内助産・助産師外来ガイドライン2018」（※）を参考に、院内助産の開設・運営に取り組むことにより、助産師の専門性の積極的な活用を図ることは、産科医師の業務負担軽減にも資すると考えられる。

②助産師外来

助産師外来とは、緊急時の対応が可能な医療機関において、助産師が産科医師と役割分担をし、妊産婦とその家族の意向を尊重しながら、健康診査や保健指導を行う体制をいう。「院内助産・助産師外来ガイドライン2018」（※）を参考に、助産師外来の開設・運営に取り組むことにより、助産師の専門性の積極的な活用を図ることは、産科医師の業務負担軽減にも資すると考えられる。

（※）平成29年度厚生労働省看護職員確保対策特別事業「院内助産・助産師外来ガイドライン2018」（https://www.mhlw.go.jp/stf/seisakunitsuite/bunya/0000187231.html）

3）薬剤師
①周術期における薬学的管理等

周術期における薬剤管理等の薬剤に関連する業務として、以下に掲げる業務については、薬剤師を積極的に活用することが考えられる。

ア　手術前における、患者の服用中の薬剤、アレルギー歴及び副作用歴等の確認、術前中止薬の患者への説明、医師・薬剤師等により事前に取り決めたプロトコールに基づく術中使用薬剤の処方オーダーの代行入力（※）、医師による処方後の払出し

イ　手術中における、麻酔薬等の投与量のダブルチェック、鎮痛薬等の調製

ウ　手術後における、患者の状態を踏まえた鎮痛薬等の投与量・投与期間の提案、術前中止薬の再開の確認等の周術期の薬学的管理

（※）「代行入力」とは、医師が確認・署名等を行うことを前提に、医師以外の者が電子カルテに処方や検査の指示等を入力することを指す。薬剤師においては、

　　　　必要に応じて、疑義照会や処方提案を行う。以下同じ。

②病棟等における薬学的管理等病棟等における薬剤管理等の薬剤に関連する業務として、以下に掲げる業務については、薬剤師を積極的に活用することが考えられる。

　　ア　病棟配置薬や調剤後の薬剤の管理状況の確認

　　イ　高カロリー輸液等の調製、患者に投与する薬剤が適切に準備されているかの確認、配合禁忌の確認や推奨される投与速度の提案

③事前に取り決めたプロトコールに沿って行う処方された薬剤の投与量の変更等

　　薬剤師が、医師・薬剤師等により事前に取り決めたプロトコールに基づき、薬物治療モニタリング（TDM）や検査のオーダーを医師等と協働して実施し、医師の指示により実施された検査の結果等を確認することで、治療効果等の確認を行い、必要に応じて、医師に対する薬剤の提案、医師による処方の範囲内での薬剤の投与量・投与期間（投与間隔）の変更を行うことは可能である。投与量・投与期間（投与間隔）の変更を行った場合は、医師、看護師等と十分な情報共有を行う必要がある。

　　また、薬剤師が、医師・薬剤師等により事前に取り決めたプロトコールに基づき、薬物療法を受けている患者に対する薬学的管理（相互作用や重複投薬、配合変化、配合禁忌等に関する確認、薬剤の効果・副作用等に関する状態把握、服薬指導等）を行い、その結果を踏まえ、必要に応じて、服薬方法の変更（粉砕、一包化、一包化対象からの除外等）や薬剤の規格等の変更（内服薬の剤形変更、内服薬の規格変更及び外用薬の規格変更等）を行うことは可能である。こうした変更を行った場合、医師、看護師等と十分な情報共有を行う必要がある。

　　なお、病状が不安定であること等により専門的な管理が必要な場合には、医師と協働して実施する必要がある。

　　このほか、薬剤師が、医師・薬剤師等により事前に取り決めたプロトコールに基づき、入院患者の持参薬について、院内採用の同種同効薬への変更処方オーダーの代行入力を行い、医師による処方後、払出すことは可能である。

④薬物療法に関する説明等

　　医師による治療方針等の説明後の薬物療法に係る治療スケジュール、有効性及び副作用等の患者への説明や、副作用軽減のための対応方法と記録の実施等についての患者への説明については、薬剤師を積極的に活用することが考えられる。

　　また、患者の苦痛や不安を軽減するため、薬物療法に関して、必要に応じて患者の相談に応じ必要な薬学的知見に基づく指導を行うなどの対応についても、薬剤師を積極的に活用することが考えられる。

⑤医師への処方提案等の処方支援

　　入院患者について、薬剤師が、医師に対して処方提案等の処方支援を行うに当たっては、必要に応じて、以下のような取組を行うことが可能であり、また、効果的な処

方支援に資すると考えられる。患者の入院時に持参薬を確認するとともに、複数の内服薬が処方されている患者であって、薬物有害事象の存在や服薬過誤、服薬アドヒアランス低下等のおそれのある患者に対しては、処方の内容を総合的に評価する。

　アレルギー歴及び副作用歴等を確認するとともに、医師と綿密に連携し、診療録等による服薬内容、バイタルサイン（血圧、脈拍、体温等）及び腎機能、肝機能に関する検査結果の確認、回診・カンファレンスの参加等により患者の状態を把握した上で処方提案等の処方支援を実施する。

　さらに、外来診療の場面においても、医師の診察の前に、残薬を含めた服薬状況や副作用の発現状況等について、薬学的な観点から確認を行い、必要に応じて医師へ情報提供を行うことで、医師の負担軽減に繋がることが期待される。

⑥糖尿病患者等における自己注射や自己血糖測定等の実技指導

　薬剤師が、服薬指導の一環として、糖尿病患者等の自己注射や自己血糖測定等について、練習用注射器等を用いて、注射手技等の実技指導を行い、患者が正しい手順で注射できているか否かなどの確認等を行うことは可能である。ただし、薬剤師が患者に対して注射等の直接侵襲を伴う行為を行うことはできない。

4）診療放射線技師
①撮影部位の確認・検査オーダーの代行入力等

　放射線検査について、診療放射線技師が、医師の事前の具体的指示に基づき、撮影部位を確認して検査オーダーを代行入力すること及び追加撮影が必要となった場合に追加撮影のための検査オーダーを代行入力することは可能である。また、診療放射線技師が実施した検査画像に異常所見が認められた場合に、診療放射線技師が、その客観的な情報について医師に報告することは可能である。ただし、当該所見に基づく病状等の判断は医師が行う必要がある。

②画像誘導放射線治療（IGRT）における画像の一次照合等

　画像誘導放射線治療において、診療放射線技師が、医師の具体的指示の下、画像の一次照合を行い、照合画像から照射位置精度を確認した上で、放射線の照射を行うことは可能である。ただし、照射位置の許容（値）範囲を超えた場合は、診療放射線技師は速やかに医師に報告し、照射の継続又は中断についての判断は医師が行う必要がある。診療放射線技師は、照合結果を記録し管理する必要がある。

③放射線造影検査時の造影剤の投与、投与後の抜針・止血等

　放射線造影検査において、診療放射線技師は、医師の具体的指示の下、診療の補助として、造影剤注入装置の静脈路への接続、造影剤の投与のための造影剤注入装置の操作、投与終了後の抜針及び止血を行うことが可能である。

④血管造影・画像下治療（ＩＶＲ）における補助行為

　血管造影・画像下治療において、術者である医師がカテーテルやガイドワイヤー等の位置を正確に調整できるよう、診療放射線技師が、当該医師の具体的指示の下、血管造影装置やＣＴ等の画像診断装置の操作を行い、当該医師に必要な画像を提示することは可能である。

　このほか、血管造影・画像下治療における医師の補助としては、カテーテルやガイドワイヤー等を使用できる状態に準備する行為や、医師に手渡しする行為、カテーテル及びガイドワイヤー等を保持する行為、医師が体内から抜去したカテーテル及びガイドワイヤー等を清潔トレイ内に安全に格納する行為等の医行為に該当しない補助行為についても、清潔区域への立入り方法等について医師・看護師の十分な指導を受けた後は、診療放射線技師が行うことが可能である。

　また、術前の血管造影の定型的手技や放射線被曝についての患者への説明、医療機関の定めるチェックリストに沿って行う採血結果、服薬状況、リスクファクター等の確認と医師への報告についても、放射線の検査等に関する専門的な知識を有する診療放射線技師を活用することが考えられる。

⑤病院又は診療所以外の場所での医師が診察した患者に対するエックス線の照射

　医師が診察した患者について、診療放射線技師が、その医師の指示を受け、病院又は診療所以外の場所に出張してエックス線（百万電子ボルト未満のエネルギー）の照射を行うことは可能である。

⑥放射線検査等に関する説明、同意書の受領

　放射線検査等（一般撮影検査、ＣＴ検査、ＭＲＩ検査、核医学検査、超音波検査）の実施に当たっては、放射線検査等の目的や必要性、具体的な手法、放射線被曝、造影剤の副作用、安全性について、患者に適切に説明した上で、必要に応じて同意書を受領する必要があるが、こうした説明や同意書の受領については、必ずしも医師が行う必要はなく、放射線検査等に関する専門的な知識や技能を有する診療放射線技師を積極的に活用することが考えられる。

⑦放射線管理区域内での患者誘導

　放射線管理区域内への患者の誘導や、放射性医薬品投与後の安静待機室への誘導など、放射線管理区域内での患者の誘導については、適切に放射線を管理し、安全が確保されるよう留意しながら行う必要があるが、必ずしも医師が行う必要はなく、放射線管理に関する専門的な知識や技能を有する診療放射線技師を積極的に活用することが考えられる。

⑧医療放射線安全管理責任者

　医療放射線安全管理責任者は、診療用放射線の安全管理に関する十分な知識を有す

る常勤職員であって、原則として医師及び歯科医師のいずれかの資格を有している者である必要があるが、病院等における常勤の医師又は歯科医師が放射線診療における正当化を、また、常勤の診療放射線技師と協力し放射線診療における最適化を担保し、当該医師又は歯科医師が当該診療放射線技師に対して適切な指示を行う体制を確保している場合に限り、当該病院等については診療放射線技師を責任者とすることも可能である。

5）臨床検査技師
①心臓・血管カテーテル検査、治療における直接侵襲を伴わない検査装置の操作
　心臓・血管カテーテル検査・治療において、臨床検査技師が、医師の指示の下、超音波検査 (血管内超音波検査を含む。) や心電図検査、心腔内・血管内の血圧等の観察・測定等における直接侵襲を伴わない検査装置の操作を行うことは可能である。

②負荷心電図検査等における生体情報モニターの血圧や酸素飽和度などの確認
　負荷心電図検査等の実施に当たって、臨床検査技師が、医師の指示の下、検査実施前に、患者に装着されている生体情報モニターの血圧や酸素飽和度などのバイタルサインを確認し、医師等と事前に取り決められた範囲の値になっているかを確認し、範囲内の場合に検査を実施することは可能である。検査実施中に異常等が認められた場合には、速やかに医師に報告する必要がある。

③持続陽圧呼吸療法導入の際の陽圧の適正域の測定
　睡眠時無呼吸症候群に対する持続陽圧呼吸療法導入の際に、臨床検査技師が、医師の指示の下、陽圧の適正域を測定し、調整する行為（脳波、心電図、呼吸の気流を検知するフローセンサー、いびき音を拾うマイクロフォン、胸壁・腹壁の拡張を検知する圧センサーの装着・脱着を含む。）を行うことは可能である。④生理学的検査を実施する際の口腔内からの喀痰等の吸引生理学的検査を安全かつ適切に実施する上で必要となる喀痰等の吸引については、臨床検査技師等に関する法律（昭和 33 年法律第76 号）第 2 条の「生理学的検査」に含まれるものと解され、医師の指示の下に臨床検査技師が行うことは可能である。
　臨床検査技師が、生理学的検査を実施する上で必要な喀痰等の吸引を行うに当たっては、養成機関や医療機関等において必要な教育・研修等を受けた臨床検査技師が実施することとするとともに、医師の指示の下、他職種との適切な連携を図るなど、臨床検査技師が当該行為を安全に実施できるよう留意しなければならない。

⑤検査にかかる薬剤を準備して、患者に服用してもらう行為
　検査の実施に当たって、医師が処方・指示した調剤済みの薬剤を患者に渡し、服用してもらう行為は、医行為に該当せず、臨床検査技師が当該行為を行うことは可能である。具体的には、糖負荷試験にかかるブドウ糖液や脳波検査にかかる睡眠導入剤、

尿素呼気試験にかかる尿素錠を患者に渡し服用してもらう行為や、気道可逆性検査 (呼吸機能検査) にかかる気管支拡張剤を患者に吸入してもらう行為を臨床検査技師が行うことが考えられる。ただし、異常な所見等が見られた場合には医師が適切に対応できる体制の下で行う必要がある。

⑥病棟・外来における採血業務

　「医師及び医療関係職員等との間等での役割分担の推進について」(平成19 年 12 月 28 日付け医政発 1228001 厚生労働省医政局長通知) においても示しているが、臨床検査技師は、病棟・外来において、医師の具体的指示の下に、診療の補助として採血 (血液培養を含む検体採取) を行うことが可能であり、外来のみならず、病棟における採血の業務についても、臨床検査技師を積極的に活用することが考えられる。

⑦血液製剤の洗浄・分割、血液細胞 (幹細胞等)・胚細胞に関する操作

　アレルギー反応を呈する患者や小児・新生児において有効に血液製剤を使用するための血液製剤の洗浄・分割、血液細胞 (幹細胞等)・胚細胞に関する操作については、適切な衛生管理及び精度管理を確保する観点から、必要な知識・技術を有する者が行うことが求められるが、必ずしも医師が行う必要はなく、血液製剤や細胞治療の管理等に関する専門的な知識・技術を有する臨床検査技師を積極的に活用することが考えられる。

⑧輸血に関する定型的な事項や補足的な説明と同意書の受領

　輸血の実施に当たっては、輸血の必要性や輸血を行わない場合の危険性、輸血後の副作用等のリスク等について、患者に適切に説明した上で、同意書を受領する必要があるが、こうした輸血に関する説明と同意書の受領については、必ずしも医師がすべて行う必要はなく、輸血関連業務等に関する専門的な知識を有する臨床検査技師を積極的に活用することが考えられる。具体的には、臨床検査技師が、医師の説明等の前後において、医療機関が定めた輸血に関する定型的な説明事項 (輸血療法や輸血関連検査の意義、輸血後の副作用等のリスク等) や補足的な事項についての説明を行い、医師と患者、家族等が十分な意思疎通をとれるよう調整するとともに、輸血の同意書を受領することが考えられる。

⑨救急救命処置の場における補助行為の実施

　救急救命処置の場において、臨床検査技師は、臨床検査技師等に関する法律により診療の補助として実施することができるとされている生理学的検査や採血等に加え、患者の移送や血圧測定等の医行為に含まれない補助行為についても実施することが可能である。

⑩細胞診や超音波検査等の検査所見の記載

　臨床検査技師が、細胞診や超音波検査等の検査所見を報告書に記載し、医師に報告することは可能である。ただし、当該所見に基づく病状等の判断は医師が行う必要がある。

⑪生検材料標本、特殊染色標本、免疫染色標本等の所見の報告書の作成

　病理組織検査において、臨床検査技師が、病理医の指示の下、生検材料標本の組織所見、特殊染色標本の染色態度の評価、免疫染色標本等の染色態度の評価又は陽性細胞の計数・定量判定等についての報告書を作成することは可能である。臨床検査技師により作成された報告書については、病理医の確認と承認を受けた上で、臨床医へ報告される必要がある。

⑫病理診断における手術検体等の切り出し

　病理診断における手術検体等の切り出し（検体の写真撮影、組織片切り出し、カセット詰など）については、適切な衛生管理及び精度管理を確保する観点から、必要な知識・技術を有する者が行うことが求められるが、必ずしも医師が行う必要はなく、病理医との適切な連携の下で、検体採取や検体の管理等に関する専門的な知識・技術を有する臨床検査技師を積極的に活用することが考えられる。

⑬画像解析システムの操作等

　病理組織標本のうち、生検検体の標本や病理医が指定した手術検体の標本をスキャナーで取り込む作業、当該画像データの保管・管理、適切に画像を記録するために必要な装置の調整と管理については、検体の管理等に関する専門的な知識・技術を有する臨床検査技師を積極的に活用することが考えられる。

⑭病理解剖

　病理解剖に関して必要な知識及び技能を有する臨床検査技師が、死体解剖保存法（昭和 24 年法律第 204 号）に基づき、解剖をしようとする地の保健所長の許可を受けて、病理解剖を行うことは可能である。また、臨床検査技師が同法に基づく厚生労働大臣より死体解剖資格の認定を受けている場合は、保健所長の許可を受けることなく、病理解剖を行うことが可能である。なお、臨床検査技師が病理解剖を行う場合において、臨床検査技師が標本の所見を客観的に記述することは可能であるが、当該所見に基づく死亡の原因についての判断については、医師が行う必要がある。

6）臨床工学技士

①心臓・血管カテーテル検査・治療時に使用する生命維持管理装置の操作

　心臓・血管カテーテル検査・治療において、臨床工学技士が、医師の具体的な指示の下、診療の補助として、生命維持管理装置を操作し、運転条件と監視条件の設定及

び変更を行うことは可能である。

②人工呼吸器の設定変更

　臨床工学技士が、医師の具体的な指示の下、診療の補助として、人工呼吸器を操作し、運転条件と監視条件の設定及び変更を行うことは可能である。

③人工呼吸器装着中の患者に対する動脈留置カテーテルからの採血

　人工呼吸器を操作して呼吸療法を行う場合、血液中のガス濃度のモニターを行うため、動脈の留置カテーテルからの採血（以下「カテーテル採血」という。）を行う必要がある。「医療スタッフの協働・連携によるチーム医療の推進について」（平成22年4月30日付け医政発0430第1号厚生労働省医政局長通知）においても示しているが、人工呼吸器の操作を安全かつ適切に実施する上で必要となるカテーテル採血については、臨床工学技士法（昭和62年法律第60号）第2条第2項の「生命維持管理装置の操作」に含まれるものと解され、医師の具体的指示の下に臨床工学技士が行うことが可能である。

　臨床工学技士によるカテーテル採血の実施に当たっては、養成機関や医療機関等において必要な教育・研修等を受けた臨床工学技士が実施することとするとともに、医師の具体的指示の下、他職種との適切な連携を図るなど、臨床工学技士が当該行為を安全に実施できるよう留意しなければならない。

④人工呼吸器装着中の患者に対する喀痰等の吸引

　人工呼吸器を装着した患者については、気道の粘膜分泌量が多くなるなど、適正な換気状態を維持するために喀痰等の吸引が必要となる場合がある。「医療スタッフの協働・連携によるチーム医療の推進について」（平成22年4月30日付け医政発0430第1号厚生労働省医政局長通知）においても示しているが、人工呼吸器の操作を安全かつ適切に実施する上で必要となる喀痰等の吸引については、臨床工学技士法（昭和62年法律第60号）第2条第2項の「生命維持管理装置の操作」に含まれるものと解され、医師の指示の下に臨床工学技士が行うことが可能である。

　臨床工学技士による喀痰等の吸引の実施に当たっては、養成機関や医療機関等において必要な教育・研修等を受けた臨床工学技士が実施することとするとともに、医師の指示の下、他職種との適切な連携を図るなど、臨床工学技士が当該行為を安全に実施できるよう留意しなければならない。⑤人工心肺を施行中の患者の血液、補液及び薬剤の投与量の設定及び変更人工心肺を施行中の患者に対し、臨床工学技士が、医師の具体的な指示の下、診療の補助として、人工心肺装置を操作し、血液、補液及び薬剤の投与量の設定及び変更を行うことは可能である。

⑥血液浄化装置を操作して行う血液、補液及び薬剤の投与量の設定及び変更

　血液浄化装置を施行中の患者に対し、臨床工学技士が、医師の具体的な指示の下、

診療の補助として、血液浄化装置を操作し、血液、補液及び薬剤の投与量の設定及び変更を行うことは可能である。

⑦血液浄化装置のバスキュラーアクセスへの接続を安全かつ適切に実施する上で必要となる超音波診断装置によるバスキュラーアクセスの血管径や流量等の確認

　血液浄化装置の先端部のバスキュラーアクセス（令和3年10月1日前においては、シャントに限る。以下同じ。）への接続を安全かつ適切に実施するためには、血液浄化装置の先端部のバスキュラーアクセスへの接続を行う際に、バスキュラーアクセスの血管径や流量等について、超音波診断装置を用いた確認が必要となる場合がある。血液浄化装置のバスキュラーアクセスへの接続を安全かつ適切に実施する上で必要となる超音波診断装置を用いたバスキュラーアクセスの血管径や流量等の確認については、臨床工学技士法第2条第2項の「生命維持管理装置の先端部の身体への接続」に含まれるものと解され、医師の具体的指示の下に臨床工学技士が行うことが可能である。

　臨床工学技士による超音波診断装置を用いたバスキュラーアクセスの血管径や流量等の確認に当たっては、養成機関や医療機関等において必要な教育・研修等を受けた臨床工学技士が実施することとするとともに、医師の具体的指示の下、他職種との適切な連携を図るなど、臨床工学技士が当該行為を安全に実施できるよう留意しなければならない。

⑧全身麻酔装置の操作

　全身麻酔装置については、臨床工学技士法第2条第1項の「生命維持管理装置」に該当すると解され、臨床工学技士が、医師の具体的な指示の下、診療の補助として、全身麻酔装置を操作し、人工呼吸に係る運転条件と監視条件の設定及び変更を行うことは可能である。

⑨麻酔中にモニターに表示されるバイタルサインの確認、麻酔記録の記入

　麻酔記録は麻酔を担当する医師が作成する書類であり、作成責任は医師が負うこととされているが、医師が最終的に確認し署名（又は電子署名）することを条件に、臨床工学技士がモニター等に表示されるバイタルサインを確認し、麻酔記録に記入（代行入力）することは可能である。ただし、異常な所見等が見られた場合には医師が適切に対応できる体制の下で行う必要がある。

⑩全身麻酔装置の使用前準備、気管挿管や術中麻酔に使用する薬剤の準備

　全身麻酔装置の準備（使用前点検を含む）、気管挿管等の準備、術中麻酔等に使用予定の薬剤のピッキング、溶解・希釈及びシリンジへの充填等については、全身麻酔装置を含む生命維持管理装置の操作や保守点検を担っている臨床工学技士を積極的に活用することが考えられる。

⑪手術室や病棟等における医療機器の管理

　臨床工学技士が、臨床工学技士法第2条第2項において、生命維持管理装置の保守点検を行うことを業とするとされているが、手術室や病棟等で使用する医療機器について、輸液ポンプやシリンジポンプ、心電図モニター等の生命維持管理装置に該当しない医療機器であっても、臨床工学技士が保守点検、トラブルシューティング及び管理（中央管理方式では貸出・返却、使用歴の確認、不足時の補充等）を行うことは可能である。

⑫各種手術等において術者に器材や医療材料を手渡す行為

　各種手術（例：整形外科、心臓血管外科）、各種検査・処置（例：心・血管カテーテル検査・治療、内視鏡検査・治療、中心静脈カテーテル留置、胃管挿入）において、必要な器材や医療材料を準備し、術者である医師等に手渡す行為については、清潔区域への立入り方法等について医師・看護師の十分な指導を受けた臨床工学技士を積極的に活用することが考えられる。

⑬生命維持管理装置を装着中の患者の移送

　生命維持管理装置を装着中の患者の院内での移送については、生命維持管理装置のアクセスルート（例：人工呼吸の気管チューブやECMO装置の脱血・送血カニューラ）の抜去等がないよう特に配慮する必要があり、生命維持管理装置の操作や保守点検を担っている臨床工学技士を積極的に活用することが考えられる。

7）理学療法士

リハビリテーションに関する各種書類の記載・説明・書類交付

　リハビリテーションに関する各種書類については、作成責任は医師が負うこととされているものについても、医師が最終的に確認又は署名（電子署名を含む。）することを条件に、理学療法士が書類を記載することや、当該書類について患者等への説明や交付を行うことは可能である。

8）作業療法士

①リハビリテーションに関する各種書類の記載・説明・書類交付

　リハビリテーションに関する各種書類については、作成責任は医師が負うこととされているものについても、医師が最終的に確認又は署名（電子署名を含む。）することを条件に、作業療法士が書類を記載することや、当該書類について患者等への説明や交付を行うことは可能である。

②作業療法を実施するに当たっての運動、感覚、高次脳機能（認知機能を含む）、ADL等の評価等

　作業療法士が、作業療法（ADL・IADL訓練、職業関連活動の訓練、福祉用具の使

用等に関する訓練、退院後の住環境への適応訓練、発達障害や高次能障害等に対するリハビリテーション、等）を実施するに当たって、医師との適切な連携の下で、生活状況（ADL、IADL、本人の趣味・興味・関心領域等）や生活上の課題を聴き取り等で把握するとともに、運動、感覚、高次脳機能、ADL、IADL 等に関する評価を病院または診療所および医療機関以外の患者の生活の場で行うことも可能である。作業療法士は、その結果を医師に報告する必要があり、その報告の結果に基づく患者の状態の診断については、医師が行う必要がある。

9）言語聴覚士
①リハビリテーションに関する各種書類の記載・説明・書類交付
　リハビリテーションに関する各種書類については、作成責任は医師が負うこととされているものについても、医師が最終的に確認又は署名（電子署名を含む。）することを条件に、言語聴覚士が書類を記載することや、当該書類について患者等への説明や交付を行うことは可能である。

②侵襲性を伴わない嚥下検査
　侵襲性を伴わない嚥下検査については、言語聴覚士も実施可能であり、医師との適切な連携の下で、言語聴覚士が、医療機関内であらかじめ定めたプロトコールに基づき、患者の症状に合わせた適切な嚥下検査を選択・実施し、その結果について、客観的な所見を医師に報告することは可能である。検査結果や当該所見に基づく診断については、医師が行う必要がある。

③嚥下訓練・摂食機能療法における患者の嚥下状態等に応じた食物形態等の選択
　嚥下訓練・摂食機能療法においては、患者の摂食嚥下機能の改善・悪化に伴い、適時に食物形態を変える必要があるが、医師や関係職種との適切な連携の下で、言語聴覚士が、医療機関内であらかじめ定めたプロトコールに基づき、摂食嚥下機能の改善・悪化等の患者の状態にあわせて、訓練場面における食物形態を適宜選択することは可能である。言語聴覚士は、食物形態を変更した場合は、その結果について医師に報告する必要がある。

④高次脳機能障害、失語症、言語発達障害、発達障害等の評価に必要な臨床心理・神経心理学検査種目の実施等
　高次脳機能障害(認知症含む)、失語症、言語発達障害、発達障害等の評価に必要な臨床心理・神経心理学検査の種目の選択・実施について、医師との適切な連携の下で、言語聴覚士が、患者の症状を踏まえて、適切な検査を主体的に選択・実施し、その結果について、客観的な所見を医師に報告することは可能である。検査結果や当該所見に基づく診断については、医師が行う必要がある。

10）視能訓練士
①白内障及び屈折矯正手術に使用する手術装置への検査データ等の入力
　手術室における白内障及び屈折矯正手術に使用する手術装置の設定・準備や、患者情報および術前の視機能検査で得たデータの手術装置の入力については、必ずしも医師が行う必要はなく、眼科検査等に関する専門的知識を有する視能訓練士を積極的に活用することが考えられる。ただし、手術前に医師が入力データの最終確認を行う必要がある。

②視機能検査に関する検査結果の報告書の記載
　検査結果の報告書については、作成責任は医師が負うこととされているが、医師が最終的に確認または署名（電子署名を含む。）することを条件に、視能訓練士が書類を作成することは可能である。

11）義肢装具士
①義肢装具の採型・身体へ適合のために行う糖尿病患者等の足趾の爪切等
　義肢装具の採型及び身体への適合を安全かつ適切に実施する上で必要となる足趾の爪切り、胼胝等の研磨及び切断術後のドレッシング等の断端形成については、義肢装具士法第37条第1項の「義肢及び装具の装着部位の採型並びに義肢及び装具の身体への適合」に含まれるものと解され、医師の指示の下に義肢装具士が行うことは可能である。
　義肢装具士による爪切り、胼胝等の研磨及びドレッシング等の断端形成の実施に当たっては、養成機関や医療機関等において必要な教育・研修等を受けた義肢装具士が実施することとするとともに、医師の指示の下、他職種との適切な連携を図るなど義肢装具士が当該行為を安全に実施できるよう留意しなければならない。
※手術直後の患部又はギブスで固定されている患部への実施に当たっては医師の具体的な指示の下に行うことが必要である。

②装具を用いた足部潰瘍の免荷
　足部潰瘍のある患者に対する免荷目的の装具の採型・適合については、義肢装具士法第37条第1項の「義肢及び装具の装着部位の採型並びに義肢及び装具の身体への適合」に含まれるものと解され、医師の指示の下に義肢装具士が行うことは可能である。
　義肢装具士による足部潰瘍のある患者に対する免荷目的の装具の採型・適合の実施に当たっては、養成機関や医療機関等において必要な教育・研修等を受けた義肢装具士が実施することとするとともに、医師の指示の下、他職種との適切な連携を図るなど義肢装具士が当該行為を安全に実施できるよう留意しなければならない。

③切断者への断端管理に関する指導

　義肢装具士が、断端管理に関して、患者に対して拘縮予防、断端の浮腫抑制方法等について指導を行うことは可能である。

12）救急救命士

①病院救急車による患者搬送の際の患者観察

　搬送患者が重度傷病者である場合に、病院救急車による患者搬送の際に同乗し、当該患者の血圧、脈拍、酸素飽和度、体温を適時測定し、状態の変化を観察する業務については、救急自動車等による重度傷病者の搬送に関して必要な知識や技能を有する救急救命士を積極的に活用することが考えられる。

②救急外来等での診療経過の記録

　救急外来等での診療録について、作成責任は医師が負うこととされているが、医師が最終的に確認し署名（電子署名を含む。）することを条件に、救急救命士が記載を代行することは可能である。

③救急外来での救急患者受け入れ要請の電話対応

　消防機関からの救急患者受け入れ要請に対して、患者の状態等の情報について電話で聴取等を行う業務については、救急自動車等による重度傷病者の搬送に関して必要な知識や技能を有する救急救命士を積極的に活用することが考えられる。

13）その他職種にかかわらずタスク・シフト / シェアを進めることが可能な業務

　以下に掲げる業務については、必ずしも医師が行う必要はなく、看護師その他の医療関係職種のほか、医師事務作業補助者（「医師の指示で事務作業の補助を行う事務に従事する者」をいう。）等の事務職員が行うことも可能である。業務を行う上で求められる専門性の程度や医療機関内の体制等に応じて、適切に役割分担を行う必要がある。なお、医師事務作業補助者等の事務職員が行う場合、院内の研修等により、必要な知識を備えることが望ましい。

　①　診療録等の代行入力（電子カルテへの医療記録の代行入力、臨床写真など画像の取り込み、カンファレンス記録や回診記録の記載、手術記録の記載、各種サマリーの修正、各種検査オーダーの代行入力）

　②　各種書類の記載（医師が最終的に確認または署名（電子署名を含む。）することを条件に、損保会社等に提出する診断書、介護保険主治医意見書等の書類、紹介状の返書、診療報酬等の算定に係る書類等を記載する業務）

　③　医師が診察をする前に、医療機関の定めた定型の問診票等を用いて、診察する医師以外の者が患者の病歴や症状などを聴取する業務

④　日常的に行われる検査に関する定型的な説明、同意書の受領（日常的に行われる検査について、医療機関の定めた定型的な説明を行う、又は説明の動画を閲覧してもらった上で、患者又はその家族から検査への同意書を受領）

⑤　入院時のオリエンテーション（医師等から入院に関する医学的な説明を受けた後の患者又はその家族等に対し、療養上の規則等の入院時の案内を行い、入院誓約書等の同意書を受領）

⑥　院内での患者移送・誘導

⑦　症例実績や各種臨床データの整理、研究申請書の準備、カンファレンスの準備、医師の当直表の作成等の業務

資料2

令和6年度診療報酬改定の基本方針

令和5年12月11日
社会保障審議会医療保険部会
社会保障審議会医療部会

1．改定に当たっての基本認識

（物価高騰・賃金上昇、経営の状況、人材確保の必要性、患者負担・保険料負担の影響を踏まえた対応）

○　現下の食材料費、光熱費をはじめとする物価高騰の状況、30年ぶりの高水準となる賃上げの状況などといった経済社会情勢は、医療分野におけるサービス提供や人材確保にも大きな影響を与えており、患者が必要とする医療が受けられるよう、機動的な対応が必要となっている。

○　令和6年度診療報酬改定では、デフレ完全脱却のための総合経済対策（令和5年11月2日閣議決定）を踏まえつつ、物価高騰・賃金上昇、経営の状況、支え手が減少する中での人材確保の必要性、患者負担・保険料負担への影響を踏まえ、患者が必要なサービスが受けられるよう、必要な対応を行う。

（全世代型社会保障の実現や、医療・介護・障害福祉サービスの連携強化、新興感染症等への対応など医療を取り巻く課題への対応）

○　我が国は、国民皆保険や優れた保健・医療システムの成果により、世界最高水準の平均寿命を達成してきた。今後は、75歳以上人口の増加と生産年齢人口の減少という人口構造の変化が加速することとなるが、このような中、社会の活力を維持・向上していくためには、健康寿命の延伸により高齢者をはじめとする意欲のある方々が役割を持ち活躍のできる社会を実現するとともに「全世代型社会保障」を構築することが急務の課題である。

○　令和6年度の改定は、6年に一度の診療報酬、介護報酬及び障害福祉サービス等報酬の同時改定であり、重要な節目となる。いわゆる団塊の世代が全て75歳以上の高齢者となる2025年だけでなく、ポスト2025年のあるべき医療・介護の提供体制を見据え、医療と介護の役割分担と切れ目のない連携を着実に進め、医療・介護の複合ニーズを有する者が、必要なときに「治し、支える」医療や個別ニーズに寄り添った介護を地域で完結して受けられるようにする社会を目指すことが重要である。あわせて、医療と障害福祉サービスの連携も重要である。

○　加えて、今般の感染症対応により浮き彫りとなった課題にも対応し、新興感染症等に対応できる医療提供体制を構築することをはじめとして、引き続き、必要な医師等の確保も含めて質の高い効率的・効果的な医療提供体制の構築に向けた取組を、地域の実情に応じて着実に進める必要がある。

（医療DXやイノベーションの推進等による質の高い医療の実現）

○　新型コロナウイルス感染症の感染拡大を契機に、我が国のデジタル化の遅れが顕在化した。医療分野においても、デジタル化された医療情報の利活用を積極的に推進していくことが、個人の健康増進に寄与するとともに、医療現場等における業務効率化の促進、より効率的・効果的な質の高い医療の提供を行っていく上で、非常に重要である。こうした背景を踏まえて、医療情報の活用や医療機関間における連携のための取組等を含む医療DXを、国民にも働きかけつつ推進することで、地域医療連携の円滑化、個々の医療機関等の負担軽減を図り、安心・安全で質の高い医療サービスを実現していく必要がある。

○　また、新型コロナウイルス感染症により、医薬品・医療機器等の存在意義や創薬力の重要性が社会的に改めて注目されてきており、イノベーションの推進により創薬力・開発力を維持・強化するとともに、革新的医薬品を含めたあらゆる医薬品・医療機器等を国民に安定的に供給し続けるための生産供給体制の構築等の取組を通じて、医療と経済の発展を両立させ、安心・安全な暮らしを実現することが重要である。

（社会保障制度の安定性・持続可能性の確保、経済・財政との調和）

○　制度の安定性・持続可能性を確保しつつ国民皆保険を堅持するためには、経済・財政との調和を図りつつ、より効率的・効果的な医療政策を実現するとともに、国民の制度に対する納得感を高めることが不可欠である。

○　そのためには、「経済財政運営と改革の基本方針2023」や「新しい資本主義のグランドデザイン及び実行計画2023改訂版」等を踏まえつつ、更なる適正化、医療資源の効率的・重点的な配分、医療分野におけるイノベーションの評価等を通じた経済成長への貢献を図ることが必要である。

2．改定の基本的視点と具体的方向性

○　平成30年度の診療報酬、介護報酬及び障害福祉サービス等報酬の同時改定では、団塊の世代が全て75歳以上の高齢者となる2025年に向けた道筋を示すものとして、医療機能の分化・強化、連携や、医療と介護の役割分担と切れ目のない連携を着実に進める改定が行われ、令和2年度診療報酬改定では、重点課題として医師等の働き方改革等の推進に取り組んだ。

○　令和4年度診療報酬改定では、これらの取組を更に推進するとともに、新型コロナウイルス感染症への対応や、感染拡大により明らかになった様々な医療提供体制の課題に対応した。

○　令和6年度診療報酬改定では、物価高騰・賃金上昇、経営の状況、人材確保の必要性、患者負担・保険料負担の影響を踏まえ、これまでの改定の流れを継承しながら、ポスト2025年のあるべき医療・介護の提供体制を見据えつつ、DX（デジタルトランスフォーメーション）等の社会経済の新たな流れも取り込んだ上で、効果的・効率的で質の高い医療サービスの実現に向けた取組を進める必要がある。

○　また、診療報酬改定DXの推進に向け、医療機関・薬局等やベンダの集中的な業

務負荷を平準化するため、令和 6 年度診療報酬改定から施行時期を 6 月 1 日とする。

（1）現下の雇用情勢も踏まえた人材確保・働き方改革等の推進【重点課題】
（基本的視点）

○　2023 年の春闘などを通じて賃上げが行われているものの、医療分野では賃上げが他の産業に追いついていない状況にある。そうした中で、医療分野における人材確保の状況は、目下のところ、高齢化等による医療需要増加の一方、4 有効求人倍率が全職種平均の 2 ～ 3 倍程度の水準で高止まるとともに、入職率から離職率を差し引いた医療分野の入職超過率が 0 ％に落ち込むなど悪化している状況であり、また、長期的にも、人口構造の変化により生産年齢人口の減少に伴った支え手不足が見込まれる。

○　このような状況を踏まえ、必要な処遇改善等を通じて、医療現場を支えている医療従事者の人材確保のための取組を進めることが急務である。その際、特に医師、歯科医師、薬剤師及び看護師以外の医療従事者の賃金の平均は全産業平均を下回っており、また、このうち看護補助者については介護職員の平均よりも下回っていることに留意した対応が必要である。

○　加えて、医師等の働き方改革を進め、心身ともに健康に働き続けることのできる環境を整備することは、患者・国民に対して提供される医療の質・安全を確保すると同時に、持続可能な医療提供体制を維持していく上で重要である。診療報酬においてはこれまで、タスク・シェアリング／タスク・シフティングやチーム医療の推進等、医療従事者の高い専門性の発揮と医療機関における勤務環境改善に資する取組を評価してきたところ。2024 年（令和 6 年）4 月から、医師について時間外労働の上限規制が適用される予定であるが、同規制の適用以後も、引き続き、総合的な医療提供体制改革の進展の状況、医療の安全や地域医療の確保、患者や保険者の視点等を踏まえながら、診療報酬の対応がより実効性のあるものとなるよう検討する必要がある。

（具体的方向性の例）

○　医療従事者の人材確保や賃上げに向けた取組・令和 4 年度に実施した看護職員の処遇改善に係る取組や令和 5 年 11 月の経済対策も踏まえつつ、医療従事者の賃上げに向けた取組の推進。

　　○　各職種がそれぞれの高い専門性を十分に発揮するための勤務環境の改善、タスク・シェアリング／タスク・シフティング、チーム医療の推進

　　○　業務の効率化に資する ICT の利活用の推進、その他長時間労働などの厳しい勤務環境の改善に向けての取組の評価

　　○　地域医療の確保及び機能分化を図る観点から、労働時間短縮の実効性担保に向けた見直しを含め、必要な救急医療体制等の確保

　　○　多様な働き方を踏まえた評価の拡充

　　○　医療人材及び医療資源の偏在への対応

（２）ポスト 2025 を見据えた地域包括ケアシステムの深化・推進や医療 DX を含めた医療機能の分化・強化、連携の推進

（基本的視点）

○　団塊の世代が全て 75 歳以上となる 2025 年に向けて、医療機能の分化・連携や地域包括ケアシステムの構築が進められてきたが、2025 年以降も人口減少・高齢化が進む中、患者の状態等に応じて質の高い医療を適切に受けられるよう、介護サービス等と連携しつつ、切れ目のない提供体制が確保されることが重要である。

○　このため、医療 DX を推進し、今般の感染症対応の経験やその影響も踏まえつつ、外来・入院・在宅を含めた地域全体での医療機能の分化・強化、連携を着実に進めることが必要である。

（具体的方向性の例）

○　医療 DX の推進による医療情報の有効活用、遠隔医療の推進

・マイナ保険証を活用した、質が高く効率的な医療の提供。

・電子処方箋の普及、電子カルテ情報の３文書・６情報（診療情報提供書、退院時サマリー、健康診断結果報告書、傷病名、アレルギー情報、感染症情報、薬剤禁忌情報、検査情報（救急及び生活習慣病）、処方情報）の入力・管理、入院診療計画書等の電子的な文書提供等の医療情報の標準化・ICT の活用等を通じて、医療連携の取組を推進。

○　生活に配慮した医療の推進など地域包括ケアシステムの深化・推進のための取組

・医療機関間や医療機関と薬局・訪問看護ステーション等との連携、医科歯科連携、医歯薬連携、医療と介護の連携、医療と障害福祉サービスの連携、その他の地域の保健・福祉・教育・行政等の関係機関との連携も含め、地域包括ケアシステムの深化・推進のための多職種連携・協働の取組等を推進。

・高齢化する障害者施設における適切な医療提供に向けた取組等の推進。

○　リハビリテーション、栄養管理及び口腔管理の連携・推進

・ＡＤＬの低下の防止等を効果的に行うため、より早期からの取組の評価や切れ目のない多職種による取組を推進。

○　患者の状態及び必要と考えられる医療機能に応じた入院医療の評価

・増加する高齢者急性期医療のニーズや地域医療構想等を踏まえた、患者の状態に応じた適切な医療資源を効率的に提供するための機能分化を推進。その際、質の高い効率的・効果的な医療提供体制の構築という観点からも、より適切な包括払いの在り方を検討。

○　外来医療の機能分化・強化等

・令和５年改正医療法も踏まえた生活習慣病等の継続的な医療を要する者に対する説明に関する評価の見直し等、外来機能の強化を推進。

・外来における腫瘍化学療法の推進。

・外来医療から在宅医療への円滑な移行に当たって必要となる連携を推進。

○　新興感染症等に対応できる地域における医療提供体制の構築に向けた取組

・平時からの感染症対策に係る取組が広く実施されるよう、令和４年改正感症法及び第８次医療計画も踏まえ、個々の医療機関・薬局等における感染防止対策の取組や地域の医療機関・薬局と都道府県等が連携して実施する感染症対策の取組を更に推進するとともに、高齢者施設等と医療機関・薬局の連携を強化。

○　かかりつけ医、かかりつけ歯科医、かかりつけ薬剤師の機能の評価
・かかりつけ医機能を担う医療機関が地域の介護支援専門員や介護サービス事業者と「顔と顔の見える関係性」を構築し、有機的な連携を行うことを推進。
・ＩＣＴ等を活用した時間外の対応体制の整備の推進。
・歯科医療機関を受診する患者像が多様化する中、地域の関係者との連携体制を確保しつつ、口腔疾患の重症化予防や口腔機能の維持・向上のため、ライフステージに応じ、生涯を通じた継続的な口腔管理・指導が行われるよう、かかりつけ歯科医の機能を評価。
・患者に対する薬物療法の有効性・安全性を確保するため、新薬・ハイリスク薬等、特に充実した服薬指導が必要な場合の対応も含め、服薬状況等の一元的・継続的な把握とそれに基づく薬学的管理・指導が行われるよう、かかりつけ薬剤師・薬局の機能の評価を推進。

○　質の高い在宅医療・訪問看護の確保
・中長期的には在宅医療の需要が大幅に増加することが見込まれる中、在宅医療を担う医療機関と市町村・医師会等との連携、及び医療・介護の切れ目のない、地域の実情に応じた提供体制の構築等を推進し、専門性の高い看護師も活用しつつ、効率的・効果的で質の高い訪問診療・往診、訪問看護、歯科訪問診療、訪問薬剤管理指導、訪問栄養食事指導等の提供体制を確保。
・地域における医薬品提供体制を構築。
・ＩＣＴ等を活用し、他の医療機関との連携を促進。
・非がん患者を含めた在宅緩和ケアの充実。

（3）安心・安全で質の高い医療の推進
（基本的視点）
○　食材料費、光熱費をはじめとする物価高騰を踏まえつつ、患者にとって必要な質の高い医療を確保する取組を進める。
○　患者の安心・安全を確保しつつ、医療技術の進展や疾病構造の変化等を踏まえ、第三者による評価やアウトカム評価など客観的な評価を進めながら、イノベーションを推進し、新たなニーズにも対応できる医療の実現に資する取組の評価を進める。
（具体的方向性の例）
○　食材料費、光熱費をはじめとする物価高騰を踏まえた対応
○　患者にとって安心・安全に医療を受けられるための体制の評価・患者が安心して医療を受けられ、それぞれの実情に応じて住み慣れた地域で継続して生活できるよう、医療機関間の連携の強化に資する取組等を実施。

　・人生の最終段階における医療・ケアを充実させるための取組を推進。
○　アウトカムにも着目した評価の推進
　・患者の状態に応じた質の高いリハビリテーションの評価など、きめ細かいアウトカムにも着目した評価を推進。
○　重点的な対応が求められる分野への適切な評価（小児医療、周産期医療、救急医療等）
　・高齢者の救急医療の充実及び適切な搬送の促進。
　・小児医療、周産期医療の充実。
　・質の高いがん医療及び緩和ケアの評価。
　・認知症の者に対する適切な医療の評価。
　・地域移行・地域生活支援の充実を含む質の高い精神医療の評価。
　・難病患者に対する適切な医療の評価。
○　生活習慣病の増加等に対応する効果的・効率的な疾病管理及び重症化予防の取組推進
○　口腔疾患の重症化予防、口腔機能低下への対応の充実、生活の質に配慮した歯科医療の推進
　・歯科医療機関を受診する患者像が多様化する中、地域の関係者との連携体制を確保しつつ、口腔疾患の重症化予防や口腔機能の維持・向上のため、ライフステージに応じ、生涯を通じた継続的な口腔管理・指導が行われるよう、かかりつけ歯科医の機能を評価。（再掲）
　・病院歯科の役割に応じた評価、歯科診療所との連携の推進。
　・歯科衛生士が行う指導管理、歯科技工士が関わる技術を含む歯科固有の技術等の適切な評価。
○　薬局の地域におけるかかりつけ機能に応じた適切な評価、薬局・薬剤師業務の対物中心から対人中心への転換の推進、病院薬剤師業務の評価
　・患者に対する薬物療法の有効性・安全性を確保するため、新薬・ハイリスク薬等、特に充実した服薬指導が必要な場合の対応も含め、服薬状況等の一元的・継続的な把握とそれに基づく薬学的管理・指導が行われるよう、かかりつけ薬剤師・薬局の機能の評価を推進。（再掲）
　・病院薬剤師業務を適切に評価。
○　薬局の経営状況等も踏まえ、地域の患者・住民のニーズに対応した機能を有する医薬品供給拠点としての役割の評価を推進。
○　医薬品産業構造の転換も見据えたイノベーションの適切な評価や医薬品の安定供給の確保等・患者の安心・安全を確保するための医薬品の安定供給の確保を推進。
　・医薬品、医療機器、検査等におけるイノベーションを含む先進的な医療技術の適切な評価。

（4）効率化・適正化を通じた医療保険制度の安定性・持続可能性の向上
（基本的視点）

○　高齢化や技術進歩、高額な医薬品の開発等により医療費が増大していくことが見込まれる中、国民皆保険を維持するため、医療資源を効率的・重点的に配分するという観点も含め、制度の安定性・持続可能性を高める不断の取組が必要である。

○　これまで、団塊の世代が全て 75 歳以上となる 2025 年に向けて、医療保険制度の安定性・持続可能性の向上につながる各種施策を進めてきており、2025 年をまたぐ今回の改定では、これらの施策を着実に進めていくという視点が必要不可欠である。

○　また、医療関係者が協働して、医療サービスの維持・向上を図るとともに、効率化・適正化を図ることが求められる。

（具体的方向性の例）

○　後発医薬品やバイオ後続品の使用促進、長期収載品の保険給付の在り方の見直し等
・後発医薬品について、安定供給の確保の状況を踏まえつつ、使用促進の取組を推進。
・バイオ後続品について、新たに設定された政府目標を踏まえて使用促進の取組を推進。
・医療保険財政の中でイノベーションを推進するため、長期収載品の保険給付の在り方の見直しとともに、経済性に優れた医療機器等の診療報酬上の評価や患者が自ら使用するプログラム医療機器等の保険適用の在り方について検討。

○　費用対効果評価制度の活用・革新性が高く市場規模が大きい、又は著しく単価が高い医薬品・医療機器について、費用対効果評価制度を活用し、適正な価格設定を実施。

○　市場実勢価格を踏まえた適正な評価・医薬品、医療機器、検査等について、市場実勢価格を踏まえた適正な評価を行うとともに、効率的かつ有効・安全な利用体制を確保。
・エビデンスや相対的な臨床的有用性を踏まえた医療技術等の適正な評価。

○　医療 DX の推進による医療情報の有効活用、遠隔医療の推進（再掲）
・マイナ保険証を活用した、質が高く効率的な医療の提供。
・電子処方箋の普及、電子カルテ情報の 3 文書・6 情報（診療情報提供書、退院時サマリー、健康診断結果報告書、傷病名、アレルギー情報、感染症情報、薬剤禁忌情報、検査情報（救急及び生活習慣病）、処方情報）の入力・管理、入院診療計画書等の電子的な文書提供等の医療情報の標準化・ICT の活用等を通じて、医療連携の取組を推進。

○　患者の状態及び必要と考えられる医療機能に応じた入院医療の評価（再掲）
・増加する高齢者急性期医療のニーズや地域医療構想等を踏まえた、患者の状態に応じた適切な医療資源を効率的に提供するための機能分化を推進。その際、質の高い効率的・効果的な医療提供体制の構築という観点からも、より適切な包括払いの在り方を検討。

○外来医療の機能分化・強化等（再掲）

・令和５年改正医療法も踏まえた生活習慣病等の継続的な医療を要する者に対する説明に関する評価の見直し等、外来機能の強化を推進。

○　生活習慣病の増加等に対応する効果的・効率的な疾病管理及び重症化予防の取組推進（再掲）

○　医師・病院薬剤師と薬局薬剤師の協働の取組による医薬品の適正使用等の推進

・重複投薬、ポリファーマシー、残薬や、適正使用のための長期処方の在り方への対応、リフィル処方箋の活用等、医師及び薬剤師の適切な連携による医薬品の効率的かつ安全で有効な使用を促進。

・医学的妥当性や経済性の視点も踏まえた処方を推進。

○　薬局の経営状況等も踏まえ、地域の患者・住民のニーズに対応した機能を有する医薬品供給拠点としての役割の評価を推進。（再掲）

３．将来を見据えた課題

○　我が国の医療制度が直面する様々な課題に対応し、持続可能な「全世代型社会保障」を実現するためには、診療報酬のみならず、医療法、医療保険各法の制度的枠組みや、国や地方自治体の補助金等の予算措置などにより社会保障が支えられていることを踏まえ、総合的な政策を構築していくことが求められる。

○　患者自身が納得して医療を受けられるよう、患者にとって身近で分かりやすい医療を実現していくとともに、国民の制度に対する納得感を高めるため、政府において、診療報酬制度を分かりやすくするための取組を継続していくこと、また、国民に対して医療制度に関する丁寧な説明を行い、理解を得ていくことが必要である。

○　予防・健康づくりやセルフケア等の推進、ヘルスリテラシーの向上が図られるよう、住民、医療提供者、保険者、民間企業、行政等の全ての関係者が協力・連携して国民一人一人を支援するとともに、国はこうした取組に向けた環境整備を行うことが必要である。○今後も、医療情報の活用や医療機関間における連携のための取組等を含む医療DXを推進することにより、地域医療連携の円滑化、個々の医療機関等の負担軽減を図り、将来にわたって安心・安全で質の高い医療サービスを実現していく必要がある。

参考資料 (講義資料)

1　LGBTQ の社会的認識と法制度

＊いまだ法制度としても固まっておらず、法の対象となる方々からも疑問や批判が多いものであることから、参考資料の一つとして掲載することにした。

(1) 性同一性障害の分類の変化

日本における「性同一性障害者の性別の取扱いの特例に関する法律」による性同一性障害 (GID：GenderIdentityDisorder) とは、立法当時の認識では生物学的な性と性の自己意識が一致しない状態のことをいい、WHO が定めた国際疾病分類であるにも

掲載されている医学的疾患であるとされてきた。

しかし 2019 年の世界保健機関（WHO）の 5 月 25 日の総会で「国際疾病分類」改定版（ICD-11）が了承され、性同一性障害が「精神障害」の分類から除外され、「性の健康に関連する状態」という分類の中の「GenderIncongruence（性別不合）」に変更され、2022 年から施行された。本法も見直し変更を視野に入れた形で国際的認識を理解するべき時期に来たと言える。

そして現時点での法的要件としては次のようになっている。

a. 18 歳以上であること。
b. 現に婚姻していないこと。
c. 現に未成年の子がいないこと。
d. 生殖腺がないことまたは生殖腺の機能を永続的に欠く状態にあること。
e. その身体について他の性別に係る身体の性器に係る部分に近似する外観を備えていること。

＊この 5 つの要件自体が人権侵害にあたるとの意見もある。

(2) 性同一性障害とトランスジェンダー

トランスジェンダーとは、一般的には次のように解されるが、疑問視する意見もある。

a. 生まれた時の身体的性は女性だが、性自認は男性（トランスジェンダー男性）
b. 生まれた時の身体的性は男性だが、性自認は女性（トランスジェンダー女性）
c. 生まれた時の身体的性は女性又は男性だが、性自認は中性（X ジェンダー）

ただ、X ジェンダーはトランスジェンダーに含めないとの考えもあり、よく言われる LGBT も LGB(レズビアン、ゲイ、バイセクシャル) と T(トランスジェンダー) を一つにくくるべきではないという考えもある。

また、LGBT に X ジェンダー似た内容ともいえる「クエスチョニング」や「クィア」の頭文字から Q をとって、「LGBTQ+」と表記も見られるようになった。

この Q の「クエスチョニング」は、自らの姓辞任を決まっていない、意識的に決めないなどのセクシャリティをさすといわれる。

「クィア」については、もともとは性に対してのほし的な時代には、奇妙や「変態」との意味合いがあり、侮辱的な言葉であった。それが 2000 年に入るころから、当時ゲイ言われた人々が自らの意思をもって「クィア」と名乗り、自分たちへの理解を主張する運動や研究に進み、性的マイノリティ全体の連帯へと繋がっていったとされる。

(3)LGBTQ+ と医療

このように男女二元論と異性愛を前提にした社会は、すでに変革のなかにあり、そして医療も患者又は医療従事者自身を含めて、WHO のカテゴリー変更だけではなく、現場の対応と認識に変化を必要とするようになった。

そして厚生労働省も令和 5 年 6 月 23 日に「性的指向及びジェンダーアイデンティ

ティの多様性に関する国民の理解の増進に関する法律」(本文の末尾に法全文を掲載する。)が公布・施行されたことにより、「性的指向及びジェンダーアイデンティティの多様性に関する国民の理解が必ずしも十分でない現状に鑑み、性的指向及びジェンダーアイデンティティの多様性に関する国民の理解の増進に関する施策の推進に関し、基本計画の策定その他の必要な事項を定めることにより、性的指向及びジェンダーアイデンティティの多様性に寛容な社会の実現に資することを目的として、職場等に対する啓発や社会的理解・認識について再策を進め始めている。

　そして、実際の医療現場おいても次のような対応においてストレスを生み出すことが指摘されている。

①患者としての呼び出し時

　戸籍上の名前と外見にギャップからスタッフに何度もフルネームで確認される(フルネームで呼ぶと決めつけなくてよい)。

②同性のパートナーの家族としての対応が、家族ではないと面会が制限される。

　手術の同意書へのサインが認められない等。

　このようなことは一部であり、多くの医療現場で理解がなかったり、見ないふりをするなど、改善への道はこれからといえる。

○　性的指向及びジェンダーアイデンティティの多様性に関する国民の理解の増進に
　関する法律(LGBT理解増進法)2023年6月23日法律第68号
　性的指向及びジェンダーアイデンティティの多様性に関する国民の理解の増進に関する法律をここに公布する。

(目的)

第一条　この法律は、性的指向及びジェンダーアイデンティティの多様性に関する国
　民の理解が必ずしも十分でない現状に鑑み、性的指向及びジェンダーアイデンティ
　ティの多様性に関する国民の理解の増進に関する施策の推進に関し、基本理念を定
　め、並びに国及び地方公共団体の役割等を明らかにするとともに、基本計画の策定
　その他の必要な事項を定めることにより、性的指向及びジェンダーアイデンティ
　ティの多様性を受け入れる精神を涵()養し、もって性的指向及びジェンダーアイデ
　ンティティの多様性に寛容な社会の実現に資することを目的とする。

(定義)

第二条　この法律において「性的指向」とは、恋愛感情又は性的感情の対象となる性
　別についての指向をいう。

2　この法律において「ジェンダーアイデンティティ」とは、自己の属する性別につ
　いての認識に関するその同一性の有無又は程度に係る意識をいう。

(基本理念)

第三条　性的指向及びジェンダーアイデンティティの多様性に関する国民の理解の増
　進に関する施策は、全ての国民が、その性的指向又はジェンダーアイデンティティ
　にかかわらず、等しく基本的人権を享有するかけがえのない個人として尊重される
　ものであるとの理念にのっとり、性的指向及びジェンダーアイデンティティを理由

とする不当な差別はあってはならないものであるとの認識の下に、相互に人格と個性を尊重し合いながら共生する社会の実現に資することを旨として行われなければならない。

（国の役割）

第四条　国は、前条に定める基本理念（以下単に「基本理念」という。）にのっとり、性的指向及びジェンダーアイデンティティの多様性に関する国民の理解の増進に関する施策を策定し、及び実施するよう努めるものとする。

（地方公共団体の役割）

第五条　地方公共団体は、基本理念にのっとり、国との連携を図りつつ、その地域の実情を踏まえ、性的指向及びジェンダーアイデンティティの多様性に関する国民の理解の増進に関する施策を策定し、及び実施するよう努めるものとする。

（事業主等の努力）

第六条　事業主は、基本理念にのっとり、性的指向及びジェンダーアイデンティティの多様性に関するその雇用する労働者の理解の増進に関し、普及啓発、就業環境の整備、相談の機会の確保等を行うことにより性的指向及びジェンダーアイデンティティの多様性に関する当該労働者の理解の増進に自ら努めるとともに、国又は地方公共団体が実施する性的指向及びジェンダーアイデンティティの多様性に関する国民の理解の増進に関する施策に協力するよう努めるものとする。

2　学校（学校教育法（昭和二十二年法律第二十六号）第一条に規定する学校をいい、幼稚園及び特別支援学校の幼稚部を除く。以下同じ。）の設置者は、基本理念にのっとり、性的指向及びジェンダーアイデンティティの多様性に関するその設置する学校の児童、生徒又は学生（以下この項及び第十条第三項において「児童等」という。）の理解の増進に関し、家庭及び地域住民その他の関係者の協力を得つつ、教育又は啓発、教育環境の整備、相談の機会の確保等を行うことにより性的指向及びジェンダーアイデンティティの多様性に関する当該学校の児童等の理解の増進に自ら努めるとともに、国又は地方公共団体が実施する性的指向及びジェンダーアイデンティティの多様性に関する国民の理解の増進に関する施策に協力するよう努めるものとする。

（施策の実施の状況の公表）

第七条　政府は、毎年一回、性的指向及びジェンダーアイデンティティの多様性に関する国民の理解の増進に関する施策の実施の状況を公表しなければならない。

（基本計画）

第八条　政府は、基本理念にのっとり、性的指向及びジェンダーアイデンティティの多様性に関する国民の理解の増進に関する施策の総合的かつ計画的な推進を図るため、性的指向及びジェンダーアイデンティティの多様性に関する国民の理解の増進に関する基本的な計画（以下この条において「基本計画」という。）を策定しなければならない。

2　基本計画は、性的指向及びジェンダーアイデンティティの多様性に関する国民の

資料２　令和６年度診療報酬改定の基本方針

理解を増進するための基本的な事項その他必要な事項について定めるものとする。

3　内閣総理大臣は、基本計画の案を作成し、閣議の決定を求めなければならない。

4　内閣総理大臣は、前項の規定による閣議の決定があったときは、遅滞なく、基本計画を公表しなければならない。

5　内閣総理大臣は、基本計画の案を作成するため必要があると認めるときは、関係行政機関の長に対し、資料の提出その他必要な協力を求めることができる。

6　政府は、性的指向及びジェンダーアイデンティティの多様性をめぐる情勢の変化を勘案し、並びに性的指向及びジェンダーアイデンティティの多様性に関する国民の理解の増進に関する施策の効果に関する評価を踏まえ、おおむね三年ごとに、基本計画に検討を加え、必要があると認めるときは、これを変更しなければならない。

7　第三項から第五項までの規定は、基本計画の変更について準用する。

（学術研究等）

第九条　国は、性的指向及びジェンダーアイデンティティの多様性に関する学術研究その他の性的指向及びジェンダーアイデンティティの多様性に関する国民の理解の増進に関する施策の策定に必要な研究を推進するものとする。

（知識の着実な普及等）

第十条　国及び地方公共団体は、前条の研究の進捗状況を踏まえつつ、学校、地域、家庭、職域その他の様々な場を通じて、国民が、性的指向及びジェンダーアイデンティティの多様性に関する理解を深めることができるよう、心身の発達に応じた教育及び学習の振興並びに広報活動等を通じた性的指向及びジェンダーアイデンティティの多様性に関する知識の着実な普及、各般の問題に対応するための相談体制の整備その他の必要な施策を講ずるよう努めるものとする。

2　事業主は、その雇用する労働者に対し、性的指向及びジェンダーアイデンティティの多様性に関する理解を深めるための情報の提供、研修の実施、普及啓発、就業環境に関する相談体制の整備その他の必要な措置を講ずるよう努めるものとする。

3　学校の設置者及びその設置する学校は、当該学校の児童等に対し、性的指向及びジェンダーアイデンティティの多様性に関する理解を深めるため、家庭及び地域住民その他の関係者の協力を得つつ、教育又は啓発、教育環境に関する相談体制の整備その他の必要な措置を講ずるよう努めるものとする。

（性的指向・ジェンダーアイデンティティ理解増進連絡会議）

第十一条　政府は、内閣官房、内閣府、総務省、法務省、外務省、文部科学省、厚生労働省、国土交通省その他の関係行政機関の職員をもって構成する性的指向・ジェンダーアイデンティティ理解増進連絡会議を設け、性的指向及びジェンダーアイデンティティの多様性に関する国民の理解の増進に関する施策の総合的かつ効果的な推進を図るための連絡調整を行うものとする。

（措置の実施等に当たっての留意）

第十二条　この法律に定める措置の実施等に当たっては、性的指向又はジェンダーアイデンティティにかかわらず、全ての国民が安心して生活することができることと

209

　　なるよう、留意するものとする。この場合において、政府は、その運用に必要な指
　　針を策定するものとする。

　附　則　抄
　（施行期日）
　　第一条　この法律は、公布の日から施行する。
　（検討）
　　第二条　この法律の規定については、この法律の施行後三年を目途として、この法律
　　の施行状況等を勘案し、検討が加えられ、その結果に基づいて必要な措置が講ぜら
　　れるものとする。

2　日本国憲法と基本的人権 (初学者向けの口語体)

　＊初学者向けの講義や読み物として、医事法学の基礎に必要な日本国憲法の在り方と
　　基本的人権について平易に作成したものです。

資料　3　日本国憲法と基本的人権（初学者向けの口語体）

3‐1　日本国憲法

1. 憲法の性格

Key　Word

基本法　人権保障　マグナ・カルタ　権利請願　権利章典　成文法　不文法
軟性憲法　硬性憲法　大日本帝国憲法　日本国憲法　臣民　欽定憲法　大権
不敬罪　治安維持法　勅令　統帥権　戒厳　枢密院　主権　地方自治

(1) 憲法とは

　憲法とは法の体系の最高位であり、国家の基本法です。どのような政治体制の国家でも、国家の基本的な組織体系として憲法を制定しました。近代憲法の内容としては、二つの条件があげられています。一つは、人権保障が明確に規定されていること、もう一つは、民主的な政治制度が確立されていることとされています。

　近代民主主義の母国であるイギリスでは、「マグナ・カルタ」(1215)、「権利請願」(1628) などの憲法が市民革命以前から成立していました。そして、「権利章典」(1689) とあわせてイギリスの三大憲法といわれています。このイギリス憲法は、日本国憲法のような体系化した条文形式をもつ成文法ではなく、条文形式のない不文法といわれています。また、イギリス憲法の改正は、普通の法律と同じように議会の半数の賛成によります。このような改正方式をとる憲法を軟性憲法といいます。これに対して、日本国憲法のように議会の３分の２以上の賛成や国民投票などの条件を課している憲法を硬性憲法といいます。

　わが国において「憲法」という言葉は、古くは聖徳太子の「十七条憲法」からみられます。しかし、現在の意味で使われるようになったのは、明治６年にフランス憲法を訳したときだといわれています。そして、1881 年からの明治憲法制定の調査に伊藤博文らが渡欧する時から公的に使われだしました。

　さて、伊藤らの努力によってわが国最初の憲法が、1889 年に明治天皇によって制定発布されました。これが大日本帝国憲法です。この憲法の下で、わが国は近代国家の道を歩むことになりました。そして、第二次世界大戦に敗戦の結果、わが国は占領軍の強力な指導と圧力の下で、民主主義国家としての新しい憲法を 1946 年 11 月 3 日に公布し、翌 1947 年 5 月 3 日から施行しました。新憲法としての日本国憲法です。

表1　各国の憲法と政治制度の比較

	日本	イギリス	アメリカ	ドイツ
制定	1946年	不文法	1787年	1919年
人権	第3章国民の権利と義務	人身保護律権利章典	憲法修正第1～10章	第2編ドイツ人の基本権および基本的義務
政府	議院内閣制	議院内閣制	大統領制	実質的に議院内閣制
議会	衆議院・参議院	上院・下院	上院・下院	連邦議会・連邦参議院
特徴	戦争放棄	民主運営	初の成文憲法	初めて生存権を確認

(2) 大日本帝国憲法と日本国憲法の相違点

　大日本帝国憲法は、天皇が臣民（天皇の民）に与えたという形をとった欽定憲法でした。これは、極めて封建色の強いプロシア憲法の影響を受けたものです。しかも、天皇に様々の大権が与えられており、批判をすれば不敬罪や治安維持法などによって弾圧をうけるものでした。したがって、プロシア憲法より封建色が強いものであったといえます。

　この大権というのは、天皇が法律にもとづいてもっている政治的権限です。まず天皇は、勅令として「緊急勅令」「独立命令」を発する権限を持っていました。そして、陸海軍を統率する統帥権を持ち、非常時に行政権・司法権を軍に移す戒厳を行なうことができたのです。つまり統帥権が天皇に集中していたため、権力分立を実現することは不可能なものでした。また、枢密院が機構として認められていたため、政府や議会の活動がいろいろな点で妨げられました。

　このように大日本帝国憲法においての主権者は天皇であり、主権が国民にあるとした日本国憲法との大きな差異であったのです。したがって、大日本帝国憲法下の基本的人権は、天皇および皇族の特権維持を前提としたものだったといえます。

　そして、日本国憲法においては、地方自治の保障を明記したことも相違点として注意すべきものです。

表２　日本国憲法と大日本帝国憲法の比較

	日本国憲法	大日本帝国憲法
主　権	国民主権	天皇主権
基本的人権	自由・参政・社会権・不可侵性	制限的な自由権，法律の留保あり
国会の地位	国権の最高機関にして唯一の立法機関	天皇の立法権の協賛機関
内閣の地位	行政権をもつ	行政権は天皇にある
裁判所の地位	司法権の独立	司法権は天皇にある
違憲立法審査権	あり	なし
改　正	国会で発議，国民投票	天皇が発議，帝国議会で決定
地方自治	憲法で保障	規定なし

2. 日本国憲法の三大原則

Key　Word

> ポツダム宣言　マッカーサー元帥　国民主権　平和主義　基本的人権の尊重　三大原則　前文　国事行為　内閣の助言と承認　第9条　戦争放棄　交戦権否認　自衛権　自衛隊　警察予備隊　保安隊　統治行為論　文民統制　社会権(生存権)　労働三権　公共の福祉　永久不可侵

　1945年8月15日にポツダム宣言を受け入れ、日本は敗戦国家となりました。そして、占領軍の指導と圧力のもと民主主義国家にふさわしい憲法制定に着手しました。ポツダム宣言において、連合国側は日本の民主化として、基本的人権の尊重と民主的政治機構の確立を求めていました。

　様々な憲法草案が審議され、最終的にはマッカーサー元帥の案による「憲法改正草案要綱」が政府により発表されました。そして、衆議院・貴族院・枢密院で可決され、1946年11月3日公布、翌年5月3日施行されたのです。「押しつけられた憲法」との批判も多いものですが、国民主権・平和主義・基本的人権の尊重の三大原則など、他の民主主義国家の水準にもそったものといえました。

(1) 国民主権

　大日本帝国憲法での主権は、第1条によって「大日本帝国ハ万世一系ノ天皇之ヲ統治ス」とされ、天皇主権主義をとっていました。しかし、日本国憲法では、第1条によって「天皇は、日本国の象徴であって、その地位は主権の存する日本国民の総意に基づく」として、国民主権を明記しています。また、憲法の前文においても主権が国民にあることを宣言しています。

　これによって、天皇は政治権力を一切もたないことになり、代わって国会が国権の最高機関で唯一の立法機関となりました。国会が最高機関である根拠は、男女平等普通選挙によって、国会が国民意志の代表であることで保障になっているからです。

　天皇の統治権をすべてなくしてしまうのは、当時の指導者層においても抵抗がありました。しかし、大権を持つ君主政治は、すでに時代遅れでありました。そこで民主主義国家を目指す日本は、天皇を国の象徴としながらも、国会に国権の最高権力を与えたのです。

　では、天皇に何の行為も認めないのかというと、象徴として「国事行為」という形式的・儀礼的な行為を行なう権限を憲法に規定しました。しかし、天皇が「国事行為」を行なうには、必ず「内閣の助言と承認」が必要です。そして、形式的・儀礼的な行為なので天皇に「拒否権」は認められません（内閣総理大臣などの任命を自らの意志で拒否することなど）。

(2) 平和主義

　日本国憲法は、平和主義を強く打ちだしています。平和主義は、民主主義と深く関わるものだったからです。大日本帝国憲法下の日本では、欧米列強に追いつくために「富国強兵」政策をとり、日清・日露戦争に続き朝鮮、中国を侵略し、最後には太平洋戦争によって自国さえも焼土にしてしまいました。このため新憲法においては、前文に平和主義を掲げ、第9条によって戦争放棄・交戦権否認を具体的な政策として示しました。

　この第9条による平和主義は、1項において戦争（侵略）はしないことはもちろん、「武力による威嚇又は武力の行使」もしないということを意味しています。しかし、他国による侵略にあった場合、自衛戦争も否認するのかという問題があります。1959年、アメリカ軍駐留の合憲性に対する「砂川判決」がありました。それにおいては、東京地方裁判所も最高裁判所も、第9条に自衛権はあるとしました。また、2項においては、1項を達成するために「陸海空軍その他の戦力は、これを保持しない」と明記し、「国の交戦権」は認めないと重ねて強調しています。2項については、自衛隊が戦力にあたるのか否かという問題があります。

　1945年、敗戦によって日本の戦力は、完全に解体されました。しかし、米・ソの冷戦によって、アジアの反共勢力としての日本は重要視され、1948年に「海上保安庁」が設立されました。そして、毛沢東の中国共産党が中華人民共和国をつくり、朝鮮戦争が始まると、日本再軍備の声はさらに高まることになります。自由主義国陣営のアジア共産化の危機感の中、マッカーサー元帥は、1950年に警察予備隊を創設させました。警察予備隊は、その後、保安隊となり、1954年の防衛庁設置とともに陸・海・空の自衛隊となったのです。

　さらに日本は1956年に国際連合に加盟しました。したがって、国際連合軍としての義務があり、海外派兵の問題が生じることになりました。この自衛隊が戦力が否かという論争は、「砂川判決」やその後の「長沼判決」・「百里基地判決」においても、裁判所は最終的に合憲判断を下したり、統治行為論をもちいて憲法判断を回避したりしました。もちろん、現在の憲法解釈では、自衛隊は文民統制（シビリアン・コントロール）のもとに置かれ、独走をふせぐものとされているのです。どちらにしても、ここまで強く平和主義を掲げた憲法は、世界の中でも類をみないものでした。ちなみに、フランス第四共和国憲法（第五共和国憲法にははいっていない）、イタリア共和国憲法、ドイツ連邦共和国基本法なども平和主義を掲げています。

(3) 基本的人権の尊重

　日本国憲法の基本原理にかかすことのできないのが、「基本的人権の尊重」です。大日本帝国憲法での基本的人権の保障は、「臣民権利義務」として自由権を中心に出されていました。しかし、臣民の権利は、天皇および皇族の権利保障を前提として、天皇から与えられたというものでした。

　これに対して日本国憲法は、自由権に「奴隷的拘束及び苦役からの自由」（第18条）、「思想及び良心の自由」（第19条）、「居住移転・職業選択の自由」（第22条1項）、「国

籍離脱の自由」（第 22 条 2 項）、「学問の自由」（第 23 条）が加わりました。また、参政権には「公務員に対する選定・罷免権」（第 15 条 1 項）、「成年男女の普通選挙の保障」（第 15 条 3 項）が加わりました。そして、初めて社会権（生存権）として「健康で文化的な最低限度の生活を営む権利」（第 25 条 1 項）、「教育を受ける権利」（第 26 条 1 項）、「勤労の権利」（第 27 条 1 項）、いわゆる労働三権の「勤労者の団結する権利及び団体交渉その他の団体行動をする権利は、これを保障する」（第 28 条）が新しく加えられました（第 3 章を参照）。

　日本国憲法では、この権利が公共の福祉を侵害しない限り、永久不可侵のものであることが第 11・12・13・97 条に明記されているのです。

基本的人権の諸規定 (条文数は日本国憲法による)

第 11 条　国民はすべての基本的人権を妨げられない。この憲法が国民に保障する基本的人権は，侵すことのできない永久の権利として現在及び将来の国民に与えられる。

第 12 条　この憲法が国民に保障する自由及び権利は，国民の不断の努力によって，これを保持しなければならない。又，国民は，これを濫用してはならないのであって，常に公共の福祉のためにこれを利用する責任を負ふ。

第 13 条　すべて国民は，個人として尊重される。生命，自由及び幸福追求に対する国民の権利については，公共の福祉に反しない限り立法その他の国政の上で，最大の尊重を必要とする。

第 97 条　この憲法が日本国民に保障する基本的人権は，人類の多年にわたる自由獲得の努力の成果であって，これらの権利は，過去幾多の試錬に堪へ，現在及び将来の国民に対し，侵すことのできない永久の権利として信託されたものである。

3. 憲法の最高法規性と改正

Key　Word

> 憲法尊重擁護義務　違憲立法審査権　憲法優位説　改正限界説

　憲法は、国家の政治体制の中心になるものです。条文においても「この憲法は、国の最高法規であって、その条規に反する法律、命令、詔勅及び国務に関するその他の行為の全部又は一部は、その効力を有しない。」（第98条1項）と、規定されています。そして、憲法の最高位を確保していくために、「天皇又は摂政及び国務大臣、国会議員、裁判官、その他の公務員は、この憲法を尊重し擁護する義務を負ふ」として公務員に対する憲法尊重擁護義務を定めたものです。また、司法においても憲法の最高法規性を維持するために、違憲立法審査権（第81条）によって保障しているのです。

　そして、憲法と国際的な条約や国際法規との関係は「日本国が締結した条約及び確立された国際法規は、これを誠実に遵守することを必要とする。」（第98条2項）として、国際協調を打ちだしたものとなっています。もし、憲法と条約が抵触する場合が生じたら、憲法を優先させようとする憲法優位説が現在の通説です。

　さて、憲法改正については、日本は容易に改正できない硬性憲法の立場をとっています（第2章1を参照）。各議院の総議員の3分の2以上の賛成を得た後、国民投票で過半数の賛成を得ることによって、憲法の改正ができることになります。

　しかし、この手続きに従えば、憲法はすべて改正できるかというと、やはり三大原則（国民主義・平和主義・基本的人権の尊重）は改正できないとする、改正限界説が通説となっています。

まとめ

> 　大日本帝国憲法と日本国憲法の違いに注意することが大事です。主権は誰にあったのか，天皇の大権とは何なのか，人権保障にどういう違いがあったのかなどです。そして，日本国憲法の三大原則は明確にしておく必要があるでしょう。また，平和主義における自衛隊の考え方や憲法の改正についてもきちんと理解しておくことが大切です。
>
> 　この分野は出題も多く，覚える範囲も広いので，きめの細かい学習が望ましく思います。

【例題】次の記述のうち、大日本帝国憲法の特色について妥当なものはどれか。

1. 主権は天皇に属したが、司法権は国民の統治下にあった。
2. 大日本帝国憲法は、民定憲法として、天皇の意志だけによって定められた。
3. 軍隊の統帥権は天皇にあったが、陸海軍総司令部だけは首相の大権であった。
4. 帝国議会は、天皇の立法権に協賛する機関にすぎなかった。
5. 臣民の基本的人権には、信教の自由、言論の自由、教育を受ける権利などが規定されていた。

（正答4）

4. 基本的人権の不可侵性と拡大

Key Word

基本的人権　法律の留保　権利濫用の禁止　公共の福祉　不可侵性　自由権
請求権　社会権　参政権　平等権

　日本国憲法において、初めて基本的人権という言葉が使われました。旧憲法のように
与えらえた権利ではなく、生まれながらにして持っているものとされたのです。しかも、
法律や大権によって制限される「法律の留保」もついていないので、国家権力によって
侵害されることはなくなりました。ただし、無制限の権利というわけではなく、憲法に
おいて「国民は、これを濫用してはならないのであって、常に公共の福祉のためにこれ
を利用する責任を負ふ」とされています。つまり、日本国憲法における基本的人権は、
権利濫用の禁止と公共の福祉を守り、信義誠実に行使する限り、永久かつ不可侵性を持
つ権利となったのです。

　大日本帝国憲法においても、居住・移転の自由（第22条）、法律によらない逮捕・監
禁・審判の禁止（第23条）、裁判を受ける権利（第24条）、財産権（第27条）、信教の
自由（第28条）、言論・出版・集会・結社の自由（第29条）、請願権（第30条）など
自由権についての条文は規定されていました。しかし、制限つきの不十分なものでした
ので、日本国憲法においては、自由権の内容を大きく拡大しました（前章2の（3）を
参照）。また、請求権として公的権力の侵害に対する国家賠償請求の規定を設けました。

　さらに、民主的福祉国家として社会権を規定し、男女平等選挙を含む参政権を規定し
たのです。

　また、民主主義を促進するための障害となっていた古い身分関係や差別を是正するた
めに、憲法に「法の下の平等」（第14条）を規定しました。これによって導出されたの
が平等権です。

　このように日本国憲法は、民主主義国家の設立を目指して基本的人権の拡充をはかっ
たものでした。

5. 自由権

Key　Word

> 身体の自由　精神の自由　経済の自由　罪刑法定主義　司法官憲　令状
> 黙秘権　破壊活動防止法　保安条例　私有財産の不可侵

　基本的人権の中で最も早くから認められてきたものであり、その由来が自然権にあることから、国家に先立って本来的に認められてきたものです。したがって、立法権や行政権などのいかなる権力にも侵害されないものなのです。もちろん、無制限の権利ではなく、公共の福祉に反しないという規定（憲法第22・29条）によって制限されています。自由権には、大きく分けて身体の自由、精神の自由、経済の自由があります。

　身体の自由としては、犯罪による刑罰以外には自己の意志に反する拘束や苦役はさせられないという規定があります（第18条）。また、犯罪を犯したとされる場合でも、法律で定める手続によらなければ、生命・身体の自由を奪われたり刑罰に処せられることはありません（第31条）。このように、刑罰を科すには成文法に規定が必要だとする考えを罪刑法定主義といいます。これは、「裁判官はその良心・憲法・法律のみにしたがって裁判を行なわなければならない」というマグナ・カルタやモンテスキューの三権分立の考えに立ったものといえます。そして、現行犯以外は司法官憲（裁判所・裁判官）の発行する令状なしには逮捕はできず（第33条）、住居に侵入するにも令状が必要とされます（第35条）。もし逮捕された場合にも、弁護士を依頼する権利が保障され（第34条）自己に不利益なことは答えなくてもよい黙秘権が保障されています（第38条）。その他、不法に身体を拘束されないための諸権利が保障されているのです（第36・37・39条）。

　精神的自由には、自分の良心にしたがってものごとを判断し、どのような思想や考えを持ってもよいという規定があります（第19条）。これは、信教の自由（第20条）にも関係する考えです。そして、「集会・結社・表現の自由や通信の秘密」も保障されているのです。しかし、1952年の破壊活動防止法の制定によって、暴力的団体は規制され、場合によってはその機関誌の発行禁止なども命令できるものとなりました。そして、地方自治体では、集会やデモ行進は事前に届け出るという「保安条例」によって規制を行なっています。

　また、表現の自由に関しては、アメリカのホームズ判事の述べた「明白にして現実の危険をつくりだすような」言論に関してのみ、その自由は規制されるという考えを原則としています。また、学問研究の自由も憲法によって保障されているのです（第23条）。

　経済的自由では、「私有財産の不可侵」として財産権を保障しています（第29条）。そして、封建時代には身分制度によって規制されていた移住移転や職業の自由も保障され、国籍の離脱さえ自由になったのです（第22条）。

6. 平等権

Key　Word

> 法の下の平等　法は総意の表明　人種・信条・性別・社会的身分・門地による差別の禁止

　「法の下の平等」は、フランスの人権宣言において明確に定義がなされています。その定義には、「法は、市民に保護を与える場合でも、処罰を与える場合でも同一でなければならない」と述べられています。これは、入権思想の原則であり、「法は総意の表明」という市民の立法参加を意味づけたものでありました。

　日本国憲法でも、「法の下の平等」は規定されています（第14条）。これは、「人種・信条・性別・社会的身分・門地（家柄、出身）」によって差別をしてはならないとしているものです。そして華族制度を廃止し、栄典授与に何の特権も与えないとするなど、特権的な地位や身分を廃除して平等な社会を目指したものとなっています。

　また、戦前の封建的家族制度の掴人よりも家の尊重や男尊女卑の風潮を、憲法として差別をなくしました（第24条）。その他、等しく教育を受ける権利（第26条）、国会議員や選挙人の資格の差別禁止（第44条）なども保障されることとなったのです。

7. 社会権

Key　Word

生存権　朝日訴訟　プログラム規定説　教育を受ける権利・受けさせる義務　勤労の義務と権利　労働基準法　団結権　団体交渉権　団体行動権　労働三権　労働関係調整法　労働組合法　労働三法

　憲法は、国民に対して「健康で文化的な最低限度の生活を営む権利」を保障すると規定しています（第25条1項）。これは生存権と呼ばれるもので、福祉国家の立場を宣言したものです。しかし、「健康で文化的な最低限度の生活」とはどこからの範囲をさすのかが不明瞭であり、「朝日訴訟」などの論争が起こりました。この「朝日訴訟」では、第25条1項の解釈において、具体的な保障の範囲を明示したものではなく、国としての方針を示したにすぎないという「プログラム規定説」が出されました。

　近代国家においては、教育を受ける権利は平等に認められるものとなっていました。そのためには、親が家事を理由に子どもを学校に欠席させることをしない「教育を受けさせる義務」（第26条）も必要としたのです。そして、単に就学させるだけではなく、教育制度や奨学金制度の整備も保障されるべきとしています。

　また、憲法は国民生活の安定のため、勤労の義務とともに勤労の権利を保障しています（第27条1項）。そして、労働の機会を与えるだけでなく、その労働条件も法律によって正当に定めるものとしました（第27条2項）。このことから、1947年に労働基準法が制定されました。労働基準法では、労働者個人の最低賃金・労働時間・休日などの条件を規定しています。また、労働者が自らの力で労働条件を獲得できるように、労働組合の結成できる団結権が保障されています。そして、組合として代表者が経営者と交渉できる団体交渉権や交渉のためにストライキなどをする団体行動権も保障されています（第28条）。この団結権・団体交渉権・団体行動権をあわせて労働三権といいます。

　また、この労働三権をスムーズに行なえるために、労働基準法に加えて労働関係調整法と労働組合法も制定され、労働三法と呼ばれています。

8. 参政権

Key Word

> 国民審査　国民投票 (レファレンダム)　住民投票　地方自治法　条例の制定・改廃の請求　解職請求 (リコール)　直接請求権

　日本国憲法は、国民主権を掲げています。これにより、国民による国会議員・地方議員・知事・市町村長の選定および罷免に関する権限を保障することを原則としています（第15条1項）。

　そして、選挙権は日本国憲法において、初めて男女平等普通選挙が保障されたものです。最高裁判所裁判官については、国民審査の結果によって罷免できる制度となっています。また、憲法改正は、国民投票（レファレンダム）にかけなければならない規定となっているのです（第96条1項）。

　地方自治においても、ある地方公共団体のみに適用される特別法を制定する湯合には、住民投票が行なわれなければならないとしています（第95条）。

　また・地方自治法においても、国民主権を受けて条例の制定・改廃の請求、解職請求（リコール）などの直接請求権を住民に認めています。

9. 請求権

Key Word

> 請願権　国家賠償法　裁判を受ける権利　刑事補償請求権　刑事補償権

　請求権には、まず請願権があげられます。請願とは、絶対主義時代のヨーロッパにおいては、国民が侵害された権利を回復する手段であり、法律を制定する大切な方法でもありました。現在の日本国憲法においても、公務員の罷免、法律の制定・改廃などについて、国民が不満、希望を国や地方公共団体に要求する権利となっています。

　大日本帝国憲法下においては、国や地方公共団体などの公権力の侵害に対しての賠償責任の規定はありませんでした。日本国憲法では、この賠償責任を明記し（第17条）、これによって国家賠償法が制定されたのです。

　また、裁判については、戦前は軍人や皇族は、一般国民とは別に特別裁判所（軍法会議、皇室裁判所）において裁判が行なわれていました。しかし日本国憲法においては、誰がどんな事件を争うにしても、等しく同じ裁判所で裁判を受ける権利を保障し、規定しているのです（第32条）。そして、もし「抑留又は拘禁された後、無罪の裁判を受けたときは法律の定めるところにより、国にその補償を求めることができる」（第40条）と規定され、刑事補償請求権と呼ばれています。この補償請求権は、刑事補償法によって無罪判決の確定から3年以内なら請求できるものとされています。

　【例題】日本国憲法における基本的人権についての記述として、妥当なものはどれか。
　1.　この憲法によって、基本的人権思想は初めて日本国民に示されたものであり、国民の努力によって永久に享有することを期待されている。
　2.　基本的人権は、憲法によって日本国民に与えられたものであり、人間が本来的に持つ権利ではない。
　3.　基本的人権は、人間の人間たることに基づいて享有される権利で、憲法以前に認められた、永久不可侵の権利である。
　4.　基本的人権は、神により与えられたものであり、平等のものではないが、これを平等に享有するのが憲法の意味するところである。
　5.　基本的人権は、憲法によって初めて与えられる権利であり、永久のものではない。単に憲法の理想を掲げたものである。

（正答3）

自由権

身体の自由：奴隷的拘束・苦役の禁止（第 18 条）、法定手続の保障（第 31 条）、逮捕に対する保障（第 33 条）、抑留・拘禁の禁止（第 34 条）、住居侵入・捜査・押収に対する保障

（第 35 条）、拷問・残虐な刑の禁止（第 36 条）、刑事被告人の権利（第 37 条）黙秘権

（第 38 条）、不遡及処罰・二重刑罰の禁止（第 39 条）

精神の自由：思想・良心の自由（第 19 条）、信教の自由（第 20 条）、集会・結社・表現の自由（第 21 条）、学問の自由（第 23 条）

経済の自由：居住移転・職業選択・国籍離脱の自由（第 22 条）、私有財産の不可侵（第 29 条）

平等権

法の下の平等（第 14 条）、 両性の本質的平等（第 24 条）、 教育を受ける権利（第 26 条）、 選挙における差別の禁止（第 44 条）

社会権

生存権（第 25 条 1 項）、 教育権（第 26 条）、 勤労の権利（第 27 条）、 労働者の団結権・団体交渉権・団体行動権（第 28 条）

参政権

普通選挙の保障（第 15 条）、 国民審査権（第 79 条）、 住民投票権（第 95 条）、国民投票権（第 96 条）、

請求権

請願権（第 16 条）、 国家賠償請求権（第 17 条）、 裁判を受ける権利（第 32 条）、刑事補償請求権（第 40 条）

3-2　新しい人権

　基本的人権は自由権から出発し、政治制度や社会の変化から社会権へと発展してきました。そして、社会構造がさらに複雑になった現在では、新しい人権思想が主張されてきたといます。

　たとえば、知る権利、プライバシーの権利、環境権などが、新しい権利として注目されてきています。

（1）知る権利

　現代社会では、広く情報を公開し、国民が正しい判断をくだせるようにしていくものとされています。しかし、現実には政府などの機関が、国民に知らせないで重要決定を決めてしまったりします。このことから、国民の「知る権利」が、新しい権利として注目されてきたのです。

　「知る権利」は、国民が政治的・社会的問題に関する情報などを自由に知ることのできる権利です。

　アメリカにおいては、1972年に「ニューヨーク・タイムズ」と「ワシントン・ポスト」がベトナム戦争に関する秘密文書を連載しました。その際に政府が掲載中止請求をしましたが、裁判所は却下しました。これは、国家が国民に対して知る権利を保障する情報公開制度に立脚したものといえます。そして、アメリカには、情報公開を原則とした情報自由（公開）法があり、国民の知る権利を保障しています。日本においても、自ら情報収集する活動を公権力に妨げられない権利が（知る権利）表現の自由に含まれています（憲法第21条）。

　これまで日本は、このような情報公開については後進国といわざるを得ない状況が続いていました。しかし1980年代に入って、地方自治体により情報公開条例が制定されはじめ、急速に広がっていきました。現在では、全都道府県でこのような条例が制定されています。

　このような動きの中で、ようやく国による情報公開法が施行されることとなりました。

　これにより、国の役所などの書類等についても情報公開を求めることができるようになりました。しかしこの情報公開法についても、何を見せ、何を見せないかの最初の判断は役所に任せられていることや、国と地方自治体にまたがる文書の場合、両者の公開に対する判断が異なったときはどのように対応するかなど、問題点もいくつかあります。

（2）プライバシーの権利

　プライバシーの権利は、公権力によって私生活を侵害されないことやマスコミなどによって私生活を侵害されないよう個人を守ることを目的とします。

　通信の秘密・検閲の禁止（第21条1項）、住居侵入・捜索・押収に対する保障（第35

条）などが、憲法上で公権力からの不可侵の保障となっています。これは、プライバシーの権利と深いかかわりがあるものです。

　また、マスコミが私生活に侵害を加えるものとして、週刊誌・テレビ・新聞などのゴシップ記事が問題をおこしています。特に芸能人に関する記事は人々の関心を呼び、中には人気取りのためにわざと情報を流している場合もあります。しかし、芸能人といえども人権は一般の人と違うわけではありません。したがって、私生活を侵害されていいわけはありません。

(3) 環境権

　1970年代以降、高度成長期における環境破壊と公害による被害が問題となりました。そして、環境権という考え方が主張されるようになりました。これは、生存権（第25条）、幸福追求権（第13条）に根拠を置くものとされています。

　訴訟においても、名古屋新幹線公害訴訟、豊前火力環境権訴訟など環境権を全面に出したものもありますが、必ずしも原告側に有力な判決とはいえませんでした。

　しかし、日照権、眺望権、入浜権などの訴訟が相次いでおこされていることから、環境権の問題はますます重要なものとなってきているのです。

まとめ

　従来の人権の考え方以外のものとして、「知る権利」、「プライバシーの権利」、「環境権」などが主張されてきていますので、その内容をきちんと押えておきましょう。

索　　引

あ

アカウンタビリティ ・・・・・・・・・・・ 109
朝日訴訟 ・・・・・・・・・・・・・・・・・・・ 155

い

医師の員数不足と偏在 ・・・・・・・・・ 45
医師の働き方改革 ・・・・・・・・・・・ 26
医師免許 ・・・・・・・・・・・・・・・・・ 40
医制 ・・・・・・・・・・・・・・・・・・・・ 18
１類感染症 ・・・・・・・・・・・・・・・ 67
委任契約 ・・・・・・・・・・・・・・・・・ 86
医療安全支援センター ・・・・・・・・・ 37
医療過誤 ・・・・・・・・・・・・・・・・・ 98
医療過誤訴訟 ・・・・・・・・・・・・・・・ 21
医療計画 ・・・・・・・・・・・・・・・・・ 33
医療契約 ・・・・・・・・・・・・・・・・・ 84
医療契約の終了 ・・・・・・・・・・・・・ 94
医療行為 ・・・・・・・・・・・・・・・・・ 40
医療事故 ・・・・・・・・・・・・・・・・・ 98
医療法人 ・・・・・・・・・・・・・・・・・ 31
医療保護入院 ・・・・・・・・・・・・・・・ 127
インフォームド・アセント ・・・・・・ 119
インフォームド・コンセント
・・・・・・・・・・・・・・・・・・・ 27, 110
隠喩としての病 ・・・・・・・・・・・・・ 71

う

請負契約 ・・・・・・・・・・・・・・・・・ 87

え

エイズ法 ・・・・・・・・・・・・・・・・・ 62
栄養機能食品 ・・・・・・・・・・・・・・・ 173
嚥下の訓練 ・・・・・・・・・・・・・・・ 50

か

介護医療院 ・・・・・・・・・・・・・・・・ 142
介護支援専門員（ケアマネジャー） 143
介護職員初任者研修 ・・・・・・・・・ 159
介護福祉士 ・・・・・・・・・・・・・・・ 52
学問としての医学水準 ・・・・・・・・・ 91
過失責任主義 ・・・・・・・・・・・・・・・ 102
家電リサイクル法 ・・・・・・・・・・・ 176
患者側が自己決定 ・・・・・・・・・・・ 27
患者中心の医療 ・・・・・・・・・・・・・ 137
患者の自己決定権 ・・・・・・・・・・・ 110
慣習法 ・・・・・・・・・・・・・・・・・・ 11
感染性廃棄物処理マニュアル 176
感染症法 ・・・・・・・・・・・・・・・・・ 62

き

疑義照会 ・・・・・・・・・・・・・・・・・ 47
義務接種 ・・・・・・・・・・・・・・・・・ 73
義務表示制度 ・・・・・・・・・・・・・・・ 172
業務起因性 ・・・・・・・・・・・・・・・ 149
業務災害 ・・・・・・・・・・・・・・・・・ 149
業務遂行性 ・・・・・・・・・・・・・・・ 149

く

具体的患者説 ・・・・・・・・・・・・・・ 112
クリティカルパス ・・・・・・・・・・・・ 33

け

刑事事件 ・・・・・・・・・・・・・・・ 19
刑事責任 ・・・・・・・・・・・・・・・ 98
刑法 ・・・・・・・・・・・・・・・・・ 19
下水 ・・・・・・・・・・・・・・・・・ 174
下水道 ・・・・・・・・・・・・・・・・ 175
結果回避義務 ・・・・・・・・・・・・・ 104
欠格事由 ・・・・・・・・・・・・・・・ 41
結果債務 ・・・・・・・・・・・・・・・ 88
健康補助食品 ・・・・・・・・・・・・・ 173
現物支給 ・・・・・・・・・・・・・・・ 155
健保 ・・・・・・・・・・・・・・・・・ 138

こ

後期高齢者 ・・・・・・・・・・・・・・ 130
後期高齢者医療制度 ・・・・・・・ 130, 138
更生援護 ・・・・・・・・・・・・・・・ 169
抗生物質の乱用 ・・・・・・・・・・・・ 70
公法 ・・・・・・・・・・・・・・・・・ 12
公民権法 ・・・・・・・・・・・・・・・ 108
合理的医師説 ・・・・・・・・・・・・・ 112
合理的患者説 ・・・・・・・・・・・・・ 112
高齢者医療 ・・・・・・・・・・・・・・ 128
ゴールドプラン ・・・・・・・・・・・・ 158
ゴールドプラン 21 ・・・・・・・・・・・ 158
国民年金 ・・・・・・・・・・・・・・・ 146
コ・メディカル ・・・・・・・・・・・・ 22
5 類感染症 ・・・・・・・・・・・・・・ 67

さ

再教育研修 ・・・・・・・・・・・・・・ 43
債務不履行 ・・・・・・・・・・・・・・ 99
作業療法 ・・・・・・・・・・・・・・・ 49
差別の撤廃 ・・・・・・・・・・・・・・ 108
産業廃棄物 ・・・・・・・・・・・・・・ 175
3 類感染症 ・・・・・・・・・・・・・・ 67

し

歯科医師 ・・・・・・・・・・・・・・・ 45
時効期間 ・・・・・・・・・・・・・・・ 100
事実的因果関係 ・・・・・・・・・・・・ 101
実践としての医療水準 ・・・・・・・・・ 91
指定感染症 ・・・・・・・・・・・・・・ 68
指定病院 ・・・・・・・・・・・・・・・ 124
私法 ・・・・・・・・・・・・・・・・・ 12
社会福祉士 ・・・・・・・・・・・・・・ 52
手段債務 ・・・・・・・・・・・・・・・ 88
守秘義務 ・・・・・・・・・・・・・・ 44, 93
受領委任 ・・・・・・・・・・・・・・・ 140
準委任契約 ・・・・・・・・・・・・・・ 86
傷害罪 ・・・・・・・・・・・・・・・・ 103
障害者基本計画 ・・・・・・・・・・・・ 166
障害者雇用促進法 ・・・・・・・・・・・ 166
ショートステイ ・・・・・・・・・・・・ 158
職域保険 ・・・・・・・・・・・・・・・ 138
食品添加物 ・・・・・・・・・・・・・・ 172
助産所 ・・・・・・・・・・・・・・・・ 37
自立援助 ・・・・・・・・・・・・・・・ 152
新型インフルエンザ等感染症 ・・・・・ 68
新型コロナウイルス感染症 ・・・・・・ 67
新ゴールドプラン ・・・・・・・・・・・ 158

侵襲行為 ・・・・・・・・・・・・・・・・・・ 20
身体障害者 ・・・・・・・・・・・・・・・ 168
身体障害者手帳 ・・・・・・・・・・・ 168
診療義務 ・・・・・・・・・・・・・・・・・・ 43
診療所 ・・・・・・・・・・・・・・・・・・・・ 29

す

勧奨接種 ・・・・・・・・・・・・・・・・・・ 73
水道 ・・・・・・・・・・・・・・・・・・・・・ 174

せ

生活保護 ・・・・・・・・・・・・・・・・・ 152
精神科病院 ・・・・・・・・・・・・・・・ 124
精神障害者 ・・・・・・・・・・・・・・・ 123
精神保健指定医 ・・・・・・・・・・・ 125
精神保健福祉法 ・・・・・・・・・・・ 122
生存権 ・・・・・・・・・・・・・・・・・・・ 152
成文法 ・・・・・・・・・・・・・・・・・・・・ 11
生命維持管理装置 ・・・・・・・・・・ 50
接種禁忌者 ・・・・・・・・・・・・・・・・ 74
善管注意義務 ・・・・・・・・・・・・・・ 86
前期高齢者 ・・・・・・・・・・・・・・・ 131

そ

相当因果関係 ・・・・・・・・・・・・・ 101
双務契約 ・・・・・・・・・・・・・・・・・・ 85
嘱託医師 ・・・・・・・・・・・・・・・・・・ 37

た

タスクシフト ・・・・・・・・・・・・・・ 26
段階的説明義務 ・・・・・・・・・・・ 113
短期的経済の損失 ・・・・・・・・・ 138

ち

地域医療支援病院 ・・・・・・・・・・ 30
地域保険 ・・・・・・・・・・・・・・・・・ 138
地域密着型通所介護 ・・・・・・・ 142
知的障害者 ・・・・・・・・・・・・・・・ 169
治療行為の概念 ・・・・・・・・・・・・ 20

つ

通勤災害 ・・・・・・・・・・・・・・・・・ 149

て

デイサービス ・・・・・・・・・・・・・ 158

と

特定機能病院 ・・・・・・・・・・・・・・ 30
特定健康診査 ・・・・・・・・・・・・・ 130
特定行為 ・・・・・・・・・・・・・・・・・・ 48
特定保健用食品 ・・・・・・・・・・・ 173
ドスマケ ・・・・・・・・・・・・・・・・・・ 75

に

ニュールンベルク倫理綱領 ・・・・・・ 108
2類感染症 ・・・・・・・・・・・・・・・・ 67
任意入院 ・・・・・・・・・・・・・・・・・ 126
任意表示制度 ・・・・・・・・・・・・・ 172

の

ノーマライゼーション ・・・・・・・・・ 123

は

バリアフリー ・・・・・・・・・・・・・ 122
ハンセン病 ・・・・・・・・・・・・・・・・ 75

ひ

ヒポクラテスの誓い ・・・・・・・・・・・ 108
秘密 ・・・・・・・・・・・・・・・・・・・ 93
病院 ・・・・・・・・・・・・・・・・・・・ 29

ふ

不完全履行 ・・・・・・・・・・・・・・・ 99
服薬指導 ・・・・・・・・・・・・・・・・ 47
不登校に関する実態調査 ・・・・・・ 164
不文法 ・・・・・・・・・・・・・・・・・・ 11
不法行為 ・・・・・・・・・・・・・・・・ 99
プラス要因 ・・・・・・・・・・・・・・・ 113
プログラム規定説 ・・・・・・・・・・・ 156

ほ

保育士 ・・・・・・・・・・・・・・・・・ 165
報酬支払義務 ・・・・・・・・・・・・・ 84
ホームヘルプサービス ・・・・・・・・・ 158
保健機能食品 ・・・・・・・・・・・・・ 173
保護申請 ・・・・・・・・・・・・・・・・ 126

ま

マイナス要因 ・・・・・・・・・・・・・・ 113

み

ミコバクテリュウム ・・・・・・・・・・・ 76
三宅島緑内障誤診事件 ・・・・・・・ 92
民事事件 ・・・・・・・・・・・・・・・・ 19
民事責任 ・・・・・・・・・・・・・・・・ 98

む

無過失責任 ・・・・・・・・・・・・・・ 104

め

免許の取消し ・・・・・・・・・・・・・ 42

や

薬害エイズ ・・・・・・・・・・・・・・・ 79
薬剤師 ・・・・・・・・・・・・・・・・・ 46

ゆ

輸血梅毒事件 ・・・・・・・・・・・・・ 90
許された危険 ・・・・・・・・・・・・・ 104

よ

予見可能性 ・・・・・・・・・・・・・・ 104
予見義務 ・・・・・・・・・・・・・・・・ 104
予防重視型システムへの転換 ・・・・ 141
4 類感染症 ・・・・・・・・・・・・・・ 67

ら

らい（ハンセン）病 ・・・・・・・・・・・ 71

り

理学療法 ・・・・・・・・・・・・・・・・ 49
立証責任 ・・・・・・・・・・・・・・・ 100
良質な医療の提供 ・・・・・・・・・・ 137
療養費の給付 ・・・・・・・・・・・・・ 140
臨床研究中核病院 ・・・・・・・・・・ 31
臨床研修 ・・・・・・・・・・・・・・・・ 40

ろ

老人福祉法 ・・・・・・・・・・・・・・ 157
老人保健制度 ・・・・・・・・・・・・・ 128

前田和彦　まえだ・かずひこ

1960 年生まれ。大東文化大学大学院法学研究科修了。自治医科大学法医学教室研究生、自治医科大学看護短期大学講師、九州保健福祉大学社会福祉学部専任講師、同薬学部助教授、同教授を経て、現在は九州医療科学大学（2024 年 4 月より改称）生命医科学部教授、同大学院医療薬学研究科教授及び同大学院保健医療学研究科教授を兼任。

主要著書・論文

『医事法講義』新編第 5 版（信山社）

『全国柔道整復学校協会監修教科書　関係法規』2024 年版（医歯薬出版）

『東洋療法学校協会編教科書　関係法規』第 7 版（医歯薬出版）

『生命倫理・医事法』第 3 版（医療科学社）

『全国柔道整復学校協会監修教科書　社会保障制度と柔道整復師の職業倫理』(共著)(医歯薬出版)

『映画のなかの医事法学・plus――医療・福祉・生命倫理＋人生・青春・恋愛・アニメ』(医療科学社)

『薬事関係法規・制度』（共著）（法律文化社）

『医事法の方法と課題――植木哲先生還暦記念』（共著）（信山社）

『医療・福祉　科学の方法　基礎と実例で示すテクニック』（編著）（医療科学社）

『社会リハビリテーションの課題　QOL 向上を目指して』（共著）（中央法規出版）

『介護予防と機能訓練指導員』（編著）（医療科学社）

「脳死における法的接点」（『自治医科大学紀要』第 10 巻）

「脳死および臓器移植の合意と承諾」（『自治医科大学紀要』第 12 巻）

「医事法・民事法における遺族の範囲」（『日本法政学会法政論叢』第 28 巻）

「臓器の移植に関する法律案について」（『日本法政学会法政論叢』第 31 巻）

「『あはき法』をめぐる近時の動向――法改正の変遷と近年の判例から考える――」（『年報医事法学』第 36 号、日本評論社）

「三宅島緑内障誤診事件」（『医療過誤判例百選』（別冊ジュリスト判例百選 140）、第 2 版、有斐閣）

「看護師の輸液に際しての注意義務」（『医事法判例百選』（別冊ジュリスト 219）、第 2 版、有斐閣）

「医師会による開業制限――公取委審決の取り消し訴訟――」（『医事法判例百選』（別冊ジュリスト 258）、第 3 版、有斐閣）

他著書、論文等多数。

医事法セミナー（新版）第4版

価格はカバーに
表示してあります

2004 年 4 月 1 日　第一版 第 1 刷 発行
2009 年 4 月 1 日　第二版 第 1 刷 発行
2015 年 4 月 1 日　第三版 第 1 刷 発行
2023 年 4 月 1 日　第四版 第 1 刷 発行

著　者　　前田　和彦 ©
　　　　　まえだ　かずひこ
発行人　　古屋敷　桂子
発行所　　株式会社　医療科学社
　　　　　〒 113-0033　東京都文京区本郷 3 − 11 − 9
　　　　　TEL 03（3818）9821　　FAX 03（3818）9371
　　　　　ホームページ　http://www.iryokagaku.co.jp

印刷・シナノ書籍印刷株式会社　　　製本・株式会社難波製本

ISBN978-4-86003-151-0　　　　（乱丁・落丁はお取り替えいたします）